U0190229

"十四五"国家重点出版物出版规划项目

智慧医疗
研究进展
Research Progress of Smart Healthcare

# 肺癌新辅助治疗进展

谢冬 著

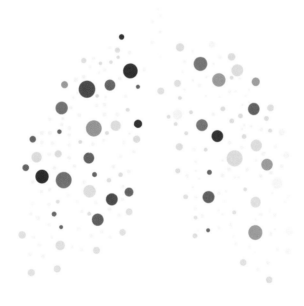

中国科学技术大学出版社

## 内 容 简 介

近年来,靶向治疗以及免疫治疗、免疫联合化疗等新方案,给肺癌的新辅助治疗带来突破性进展。通过抑制肿瘤原发病灶,杀灭可能存在的微小转移灶,降低术中肿瘤生长因子的释放,延长患者生存期,对部分患者的术前诱导治疗(新辅助治疗)成为近年来的研究热点。本书主要关注肺癌诊治相关热点,特别是新辅助相关治疗进展,包括靶向治疗及免疫治疗用药的机制、用药的疗效评估、临床研究的开展、药物的不良反应以及外科手术相关进展,并辅以相应病例展示。

本书内容新颖、深入浅出、通俗易懂、临床应用性较强,有利于组织教学,便于广大读者阅读,亦可供肺部肿瘤以及胸外科等领域的科研工作者、科研管理团队和患者参考使用。

**图书在版编目(CIP)数据**

肺癌新辅助治疗进展/谢冬著. —合肥:中国科学技术大学出版社,2022.9
(智慧医疗研究进展)
"十四五"国家重点出版物出版规划项目
ISBN 978-7-312-05509-6

Ⅰ.肺… Ⅱ.谢… Ⅲ.肺癌—辅助疗法—研究 Ⅳ.R734.205

中国版本图书馆CIP数据核字(2022)第145607号

**肺癌新辅助治疗进展**
FEIAI XIN FUZHU ZHILIAO JINZHAN

| | |
|---|---|
| **出版** | 中国科学技术大学出版社 |
| | 安徽省合肥市金寨路96号,230026 |
| | http://press.ustc.edu.cn |
| | https://zgkxjsdxcbs.tmall.com |
| **印刷** | 合肥华苑印刷包装有限公司 |
| **发行** | 中国科学技术大学出版社 |
| **开本** | 787 mm×1092 mm 1/16 |
| **印张** | 13 |
| **字数** | 305千 |
| **版次** | 2022年9月第1版 |
| **印次** | 2022年9月第1次印刷 |
| **定价** | 98.00元 |

# 前　言

在全球范围内，肺癌是癌症死亡的首要原因，严重危害人们的生命健康安全，并造成极大的医疗负担。随着近年来以靶向治疗、免疫治疗为主的综合治疗在晚期肺癌中取得了突破性进展，极大地延长了患者生存时间，改善了患者生存质量，早中期肺癌的治疗模式也因此发生了重大变革。胸外科及肺部肿瘤科医师面对诊疗理念的更新及技术的进步，迫切需要了解肺癌新辅助治疗的最新进展，以夯实基础、适应时代，在临床实践中遵循国际学界认可的诊疗规范，并在此基础上不断总结创新，从而提高诊疗水平。

本书共分为两篇，第一篇是肺癌新辅助治疗的现状和发展，包括13章内容，回顾了肺癌新辅助治疗的历史，并结合最新的临床试验数据，对新辅助靶向治疗、新辅助免疫治疗的现状及进展进行了系统性阐述，涵盖新辅助治疗的病理评估、疗效预测、不良反应、假性进展等相关议题。在此基础上，笔者进一步对肺癌新辅助治疗的困境进行了总结，对未来进行了展望，以期为后续的研究工作提供参考。第二篇是肺癌新辅助治疗的临床病例，包括3章内容，回顾了既往临床实践中遇到的肺癌新辅助治疗典型病例，简要描述了新辅助化疗、新辅助靶向治疗、新辅助免疫治疗三种不同新辅助方案的具体诊疗过程，并进行了简短评述，希望能为读者了解新辅助治疗提供更加直观的参考，对提高肺癌新辅助治疗的诊疗水平有所裨益。

尽管本书在编写中参考了大量国内外文献，但由于篇幅有限，仅将其中重要的列入部分章节的内容后，未能全部包括在内，还望读者谅解。同时，在编写的过程中，限于编者水平，书中不足之处在所难免，还望读者批评指正，也期盼广大同道海纳百川、察纳雅言、博采众长。

谢　冬

2022年5月

i

# 目　　录

## 第一篇　肺癌新辅助治疗的现状和发展

## 第二篇　肺癌新辅助治疗的临床病例

第一篇

# 肺癌新辅助治疗的现状和发展

# 第一章　肺癌流行病学新进展

目前肺癌在全球的发病率仅次于乳腺癌,是非常常见的癌症,同时也是癌症相关死亡最主要的原因[1]。近十几年里,通过将靶向治疗和免疫治疗引入晚期肺癌患者的治疗方案在一定程度上改善了患者的生存[2],然而这些治疗方法仅对部分患者有益,大多数晚期肺癌患者预后仍较差。因此要想在较长的一段时间内显著降低肺癌患者的死亡率,主要策略是通过在无症状个体中识别高危人群并进行早期诊断和治疗[3]。

## 一、肺癌疾病谱

### (一)性别

2020年全球男性肺癌发病数和死亡数分别占所有癌症的14.3％和21.5％,在全球女性中所占比例分别为8.4％和13.7％;而在我国,2020年男性肺癌发病数和死亡数占所有癌症的比例分别为21.8％和25.9％,在女性中分别为13.2％和20.6％[1]。研究表明近年来肺癌的发病率在我国男性和女性中持续升高[一定程度上和计算机断层扫描(computed tomography,CT)的发展与推广有关][4],其中仍以男性高发为主,男性世界标化发病率(47.8/10万)和世界标化死亡率(41.8/10万)约为女性(分别为22.8/10万和19.7/10万)的2倍。但男性与女性之间肺癌发病率的差距也在逐渐缩小,其中以女性肺癌发病率升高较为显著[5-7]。导致这种变化的原因可能是不同性别之间激素水平的差异、遗传差异、社会角色的改变导致女性的职业暴露和病毒感染等。此外,随着近年来不吸烟女性肺癌患者的不断增加,其中腺癌所占的比例也逐渐上升[8-9]。

### (二)年龄

肺癌是中国60岁以上人群中最常见的恶性肿瘤之一,也是导致这部分人群癌症死亡的主要原因。而在45岁以上的女性中,肺癌的死亡率也逐渐超过了乳腺癌,成为了癌症死亡的主要原因[7]。有研究表明年龄效应在相对年轻的肺癌人群中发挥的作用可能更为明显,在相对年轻的人群中年龄的增长所带来相对危险度的升高更为显著,而在中国随着年龄的增长女性肺癌患者的相对危险度将高于男性,这表明衰老可能会增加女性肺癌患者的死亡率[10]。

### (三)地区

不同地区肺癌的发病率和死亡率也存在一定差异。通过比较可以发现2020年我国肺癌发病人数和死亡人数占全球肺癌的比例均高于世界水平,分别为36.1%和39.8%,导致这种现象的原因可能是我国的高吸烟率、生活环境污染、职业暴露和遗传因素上存在差异[4]。同时,肺癌的发病率和死亡率在我国的分布因为环境污染、医疗资源分布差异等因素也存在一定区域性差异,表现为东部发病率高于西部、城镇高于农村[11-12]。

### (四)组织学类型

肺癌按照组织学类型可以分为小细胞肺癌(small cell lung cancer,SCLC)和非小细胞肺癌(non-small cell lung cancer,NSCLC),其中NSCLC占较大一部分比例,约为85%[13-14]。在明确组织学类型后,NSCLC又可以根据侵袭的组织学证据进一步明确亚型,包括腺癌、鳞状细胞癌、典型类癌、不典型类癌、腺鳞癌、肉瘤样癌、大细胞癌和其他少见亚型。其中腺癌又可以划分为原位腺癌、微浸润性腺癌及浸润性腺癌(贴壁为主型、腺泡型、乳头型、微乳头型、实体型)等[15]。在20世纪90年代之前,鳞癌一直是最常见的组织学亚型,特别是男性中。但此后随着带有过滤嘴的香烟在市场的大量投入,男性和女性中鳞状细胞癌的发病率一直在下降,至今NSCLC中鳞癌占比为25%~30%,约40%是腺癌[16]。

## 二、危险因素

为了最大限度地提高肺癌检出率、降低假阳性率,筛查计划应尽量集中于一般人群中具有特定危险因素的个体[3-4]。

### (一)吸烟

吸烟是肺癌最受公认的危险因素,超过85%的肺癌和吸烟有关[14,17],在1950年就有研究首次提出吸烟与肺癌之间存在相关性[18]。吸烟人群发生肺癌的风险较不吸烟人群高约20倍,风险程度的高低主要取决于每天吸烟数量和每年吸烟包数[19]。对于不吸烟的人群来说,暴露于二手烟也是肺癌的危险因素,有数据显示亚洲60%~80%的肺癌女性患者从不吸烟。但近期也有研究发现与二手烟暴露相关最多的死因并不是肺癌,而是缺血性心脏病和哮喘[20]。随着世界对吸烟危害的认知,公共卫生部门也在提倡戒烟,然而吸烟在许多发展中国家仍然非常普遍,这种现象在中国尤其令人担忧,因为中国有超过3.5亿活跃的吸烟者[10,21]。同样令人担忧的是在过去十年中电子烟使用量的迅速增加,累积数据表明电子烟产生的蒸气含有潜在有害的化合物,可能对人体健康产生不利影响[22]。

### (二)职业暴露

职业暴露于致癌物质(包括砷、铬、石棉、镍、镉、铍、二氧化硅、柴油烟雾、煤烟和油烟)占肺癌危险因素的5%~10%,其中石棉暴露是最常见的职业暴露[23]。自19世纪以来,石棉就在大部分商业活动上被使用,虽然已有专家提出全面禁用石棉的建议,但在今天一些国家仍然在许多应用中使用石棉,包括绝缘材料、纺织、水泥等。虽然石棉相关疾病的机制很复杂,所涉及的分子途径尚未完全建立,但近年来研究发现直接和间接的细胞和分子效应可能推动了肺癌的发生,包括氧化应激、慢性炎症、遗传和表观遗传改变,以及细胞毒性和纤维化[24]。

### (三)空气污染

除了烟草释放的烟雾外,环境风险因素中主要的空气污染是由环境细颗粒物(PM 2.5)造成的。有数据显示,全球平均约14%的肺癌死亡病例与高水平的PM 2.5有关,其是导致肺癌易感性的重要因素[25]。PM 2.5是直径小于2.5 μm的细颗粒物,主要来自煤燃烧、生物质燃烧、交通相关粉尘和沙漠粉尘。其中生物质燃料包括木材、农作物残留物、动物粪便等(在我国农村地区、东部地区较多见),由这些物质燃烧产生的排放物中含有的高浓度的多环芳烃、苯和其他致癌化合物,被证实了与肺癌风险增加相关[26]。有研究指出空气污染与肺癌风险之间的关联主要见于非吸烟者,由于中国大多数吸烟者是男性,因此这种关联在女性中表现更强[27]。

### (四)肺癌家族史及其他肿瘤病史

目前对于导致肺癌易感性增加的遗传因素的研究尚少,但仍有研究表明即使在排除了年龄、性别和吸烟等因素的影响后,肺癌患者的一级亲属患肺癌的风险较正常人仍有增加。同时,如果具有多个患有肺癌的家属或者存在年轻时被诊断为肺癌的家庭成员,则肺癌发生的风险更大[28-29]。此外有证据表明在肺癌、淋巴瘤、头颈部癌症或吸烟相关癌症(如膀胱癌)中存活下来的患者中,新发原发性肺癌的风险也会有所增加[30]。

### (五)肺部疾病史

慢性阻塞性肺疾病(COPD)是一种不可逆的慢性炎症性疾病,可导致小气道狭窄和肺泡壁破坏。同时支气管中长期存在的炎症反应可能在肺癌发生中起关键作用。虽然COPD很大程度上由吸烟引起,但是有证据表明COPD和肺癌之间的关联可能不完全由吸烟引起[31-32]。此外哮喘、肺部感染性疾病(包括肺炎球菌性肺病、肺炎等)似乎也与肺癌发生有一定联系,但因果关系尚未被详细阐明[14]。

### (六)其他

肺癌还有其他危险因素,例如人类免疫缺陷病毒的感染和雌激素水平[9,14]。此外流行病学研究发现暴露于高剂量的辐射(例如氡)与肺癌相关,然而低剂量辐射在未调整吸烟史的人群中观察到的相关性并不显著[33]。同时,经过多年研究发现目前吸烟者的肺癌风险可因水果和蔬菜的摄入而降低,尤其是摄入十字花科蔬菜(西兰花等),其与肺癌风险成反比[17]。

# 三、检查与诊断

## (一)初步诊断

目前有许多类型的成像技术可用于诊断肺癌,5%～15%的肺癌患者在常规体检、胸部影像学检查时被发现,且发现时多无明显症状[3-4]。其中最重要的是低剂量计算机断层扫描(LDCT)和高分辨率CT(HRCT)。如今LDCT已经取代胸部平片成为了早期肺癌筛查最有效的手段并且被证明是在较长时间内降低肺癌死亡率的主要策略,相对于胸片来说其对发现早期肺癌具有更高的敏感度,而检查时接受的辐射剂量远低于常规CT[3-4,34]。除了LDCT外,HRCT在肺癌的诊断中也相当重要。HRCT扫描切片之间的间隔大约为1 mm甚至0.5 mm,比正常CT(通常为5 mm)薄得多[35],因此对于早期肺癌或磨玻璃结节,通过HRCT可以获得一系列非常清晰的肿瘤图像。此外HRCT还能够重建目标肺的三维图像,这对于复杂的节段切除术来说十分有价值。如果检测到磨玻璃结节或亚实性结节,外科医生一般根据结节大小及实性成分推荐患者定期随访并观察结节变化,指导进一步检查和治疗[35]。

## (二)确诊

确定肺癌的诊断很大程度上依赖于使用侵入性检查,例如支气管镜检查、超声支气管镜穿刺活检、CT或B超引导穿刺活检等[35-36]。支气管镜检查对于中央型肺癌进行活检或细胞学刷检具有良好的价值[36]。超声支气管镜则在常规支气管镜的基础上能通过超声定位对支气管外的病变进行活检,从而达到确诊的目的。CT或B超引导下经皮穿刺适用于外周病变或不能耐受支气管镜检查的患者。此外,通过检测肺泡灌洗液及外周血、尿液、痰液中存在的基因表达也可以提高对肺癌诊断的准确性[21]。

## (三)确诊后的检查

在确诊肺癌后,临床医生还需要对患者进一步分期,包括明确有无淋巴结转移、远处转移等,这样才能指导下一步治疗方案。目前正电子发射断层扫描-计算机断层扫描(PET-CT)的应用频率正在迅速增加。PET-CT不仅能对患者的整体状况作出评估,还能发现可能存在的远处转移,同时还可以通过反映某个部位的代谢情况发现一些难以用CT诊断的病变[37-38]。而明确淋巴结的分期主要有三种方式,包括支气管内超声引导下经支气管穿刺、对于可疑的锁骨上或颈部淋巴结转移应进行超声引导下穿刺及纵隔镜下纵隔淋巴活检术。此外,肺癌患者通常进行骨扫描来明确有无肺癌骨转移[36]。

# 四、治疗

## （一）手术

对于早中期NSCLC患者,手术是实现肿瘤治愈的重要治疗手段,其手术方式包括楔形切除术、肺段切除术、解剖性肺叶切除术、复合肺叶切除、全肺切除、伴或不伴有支气管或肺血管成形术等。在过去几十年里不断有研究证实微创手术在治疗早期疾病中的疗效,且具有并发症更少、围手术期死亡率更低和术后疼痛时间更短等优势[21,39-40]。除了被广泛认知和应用的视频辅助胸腔镜手术(VATS)外,近年来机器人辅助胸腔镜手术(RATS)在肺癌领域也崭露头角,有研究认为RATS在处理狭窄部位的病变时更有优势,可以开展更加复杂的手术。与VATS相比,RATS更擅长处理位置刁钻的血管及支气管[41]。

## （二）化疗

化疗是目前临床上驱动基因阴性的Ⅱ-ⅢB期NSCLC患者中应用最广的辅助治疗手段[42-43]。此外,已有多个临床风险模型证明了具有包括脏层胸膜侵犯、脉管侵犯、微乳头亚型等高危因素的ⅠB期NSCLC患者也可以从化疗中获益[42,44]。但相比于给患者带来的临床获益,其副作用可能对患者的影响更大。因此NSCLC患者在肿瘤完全切除术后、进行辅助化疗前需要先进行评估。除了评估患者的病理分期、体能状态、各脏器功能(包括心肺功能、肝肾功能)等因素外,还需要考虑患者的个人意愿,综合评估辅助化疗带来的收益和风险[45]。除了以铂类为基础的双药方案外,化疗药物还可以与靶向药物及免疫治疗药物联合使用,进一步改善患者结局[43]。但是应用于小细胞肺癌的化疗方案并没有显示出类似的进展,仍然保持过去铂类药物和依托泊苷用于一线治疗,而拓扑异构酶抑制剂等药物作为二线治疗用药[21]。

## （三）放疗

放射治疗(RT)在肺癌的根治性和姑息性治疗中都起着重要作用。近年来立体定向消融性放射治疗(SABR)出现并被用于治疗医学上无法手术或手术风险高的早期肺癌患者。许多接受SABR的患者通常肺功能储备较差且合并症显著,因此接受手术的风险可能大于获益。SABR的成功很大程度上取决于所有考虑接受SABR的早期肺癌患者都应接受适当的临床和侵袭性分期,在开始放疗之前进行适当的患者选择以及适当的诊断和分期评估[46]。同时随着更常规的使用四维计算机断层扫描(4DCT)、PET-CT来定位放疗,造就了其更准确、更快速、副作用更少的治疗效果[47]。

## （四）靶向治疗

NSCLC中酪氨酸激酶的基因突变是导致肿瘤发生、发展的重要因素。针对存在驱动基因突变的患者,采取相应的靶向药物针对性的治疗是这部分肺癌患者除化疗外重要的治疗手段,且相比传统化疗能够显著改善此类患者的预后[48]。既往靶向治疗的研究对象主要集中在晚期 NSCLC 患者,但近年来陆续有研究发现针对 EGFR 突变的靶向治疗在早中期 NSCLC 患者术后的辅助治疗中同样具有重要作用[49-50]。

### (五) 免疫治疗

随着对肺癌免疫微环境认知的加深,越来越多的免疫治疗方案被用于临床,包括免疫检查点抑制剂、肿瘤疫苗、溶瘤病毒、免疫细胞过继疗法、细胞因子和非特异性免疫激活剂[51]。它们通常耐受性良好,没有典型的骨髓抑制、恶心和与化疗相关的其他毒性;但在临床应用中仍需要依靠更多的生物标志物来辅助选择实现精准医疗,同时耐药问题和免疫相关不良反应(irAEs)也仍然是需要面临的挑战。目前免疫治疗在临床上的应用领域已经逐渐实现了从二线转移到一线、从晚期到早期肺癌患者、从单药治疗到联合用药治疗[21,52]。此外,越来越多的研究发现免疫检查点抑制剂在新辅助治疗中可能也具有一定的作用[52-53]。

## 五、防控措施及其重要性

无论国家发展程度如何,癌症都是世界各地人群死亡的重要原因。随着我国经济快速发展、吸烟人数增加、环境污染及人口老龄化,肺癌的发病率和死亡率将会持续上升。肺癌患者的人口统计学特征在过去的 20 年中发生了较大变化,表现为肺癌患者吸烟比例降低、诊断时临床分期较低且术前分期已改善,我们迫切需要通过提高公众对肺癌的早期检测意识,同时降低吸烟率,并对环境风险因素进行人为干预,以减少既定的危险因素,才能有效降低肺癌死亡率。此外,因为新型冠状病毒的影响,一定程度上导致了卫生系统封闭、疾病延迟诊断和治疗及个人对自身疾病关注不足等问题,更加要求我们合理利用医疗资源加强癌症防治,多部门合作为非高风险区域提供机会性筛查、高风险区域进行有组织的筛查,以减轻我国的癌症负担。随着肺癌筛查的进一步实施,我们期望在诊断时可观察到疾病向更早的分期迁移。

## 六、结　语

在过去的一个世纪里我们目睹了肺癌的历史性转变,从罕见的可报告疾病到全球癌症死亡的主要原因,肺癌已成为公共卫生重点关注的问题。随着肺癌诊疗技术的不断发展,我国的肺癌疾病谱正逐渐从发展中国家向发达国家进行转变。但作为人口大国,我们仍面临着人口老龄化、人口基数大、城乡差异等巨大挑战。因此通过对肺癌流行病学的研究,我们才能更好地识别肺癌的高危人群并为其提供合理的健康筛查和医疗服务,以此优化癌症的防控。

## 参考文献

［1］ Sung H, Ferlay J, Siegel R L, et al. Global Cancer Statistics 2020: GLOBOCAN Estimates of Incidence and Mortality Worldwide for 36 Cancers in 185 Countries[J]. CA: a cancer journal for clinicians, 2021, 71(3):209-249.

［2］ Camidge D R, Doebele R C, Kerr K M. Comparing and contrasting predictive biomarkers for immunotherapy and targeted therapy of NSCLC[J]. Nature reviews clinical oncology, 2019, 16(6):341-355.

［3］ Oudkerk M, Liu S, Heuvelmans M A, et al. Lung cancer LDCT screening and mortality reduction-evidence, pitfalls and future perspectives[J]. Nature reviews clinical oncology, 2021, 18(3):135-151.

［4］ Yang D, Liu Y, Bai C, et al. Epidemiology of lung cancer and lung cancer screening programs in China and the United States[J]. Cancer letters, 2020, 468:82-87.

［5］ Carioli G, Bertuccio P, Boffetta P, et al. European cancer mortality predictions for the year 2020 with a focus on prostate cancer[J]. Annals of oncology: official journal of the European Society for Medical Oncology, 2020, 31(5):650-658.

［6］ Chen W, Zheng R, Zhang S, et al. Cancer incidence and mortality in China, 2013[J]. Cancer letters, 2017, 401:63-71.

［7］ Chen W, Zheng R, Baade P D, et al. Cancer statistics in China, 2015[J]. CA: a cancer journal for clinicians, 2016, 66(2):115-132.

［8］ Mederos N, Friedlaender A, Peters S, et al. Gender-specific aspects of epidemiology, molecular genetics and outcome: lung cancer[J]. ESMO open, 2020, 5(Suppl 4):e000796.

［9］ Vavalà T, Catino A, Pizzutilo P, et al. Gender Differences and Immunotherapy Outcome in Advanced Lung Cancer[J]. International journal of molecular sciences, 2021, 22(21):11942.

［10］ Liu X, Yu Y, Wang M, et al. The mortality of lung cancer attributable to smoking among adults in China and the United States during 1990—2017[J]. Cancer communications (London, England), 2020, 40(11):611-619.

［11］ Wu C, Li M, Meng H, et al. Analysis of status and countermeasures of cancer incidence and mortality in China[J]. Science China Life Sciences, 2019, 62(5):640-647.

［12］ Hong Q Y, Wu G M, Qian G S, et al. Prevention and management of lung cancer in China[J]. Cancer, 2015, 121 (Suppl 17):3080-3088.

［13］ Chansky K, Detterbeck F C, Nicholson A G, et al. The IASLC Lung Cancer Staging Project: External Validation of the Revision of the TNM Stage Groupings in the Eighth Edition of the TNM Classification of Lung Cancer[J]. Journal of thoracic oncology: official publication of the International Association for the Study of Lung Cancer, 2017, 12(7):1109-1121.

［14］ Schabath M B, Cote M L. Cancer Progress and Priorities: Lung Cancer[J]. Cancer epidemiology, biomarkers & prevention: a publication of the American Association for Cancer Research, cosponsored by the American Society of Preventive Oncology, 2019, 28(10):1563-1579.

［15］ Travis W D, Brambilla E, Nicholson A G, et al. The 2015 World Health Organization Classification of Lung Tumors: Impact of Genetic, Clinical and Radiologic Advances Since the 2004 Classification[J]. Journal of Thoracic Oncology: Official Publication of the International Association for the Study of Lung Cancer, 2015, 10(9):1243-1260.

［16］ Lewis D R, Check D P, Caporaso N E, et al. US lung cancer trends by histologic type[J]. Cancer,

2014, 120(18):2883-2892.

[17] Barta J A, Powell C A, Wisnivesky J P. Global Epidemiology of Lung Cancer[J]. Annals of global health, 2019, 85(1). DOI: 10.5334/aogh.2419.

[18] Doll R, Hill A B. Smoking and carcinoma of the lung; preliminary report[J]. British medical journal, 1950, 2(4682):739-748.

[19] Chen Z M, Peto R, Iona A, et al. Emerging tobacco-related cancer risks in China: A nationwide, prospective study of 0.5 million adults[J]. Cancer, 2015, 121 (Suppl 17):3097-3106.

[20] Oberg M, Jaakkola M S, Woodward A, et al. Worldwide burden of disease from exposure to second-hand smoke: a retrospective analysis of data from 192 countries[J]. Lancet (London, England), 2011, 377(9760):139-146.

[21] Vachani A, Sequist L V, Spira A. AJRCCM: 100-Year Anniversary. The Shifting Landscape for Lung Cancer: Past, Present, and Future[J]. American journal of respiratory and critical care medicine, 2017, 195(9):1150-1160.

[22] Dinakar C, O'Connor G T. The Health Effects of Electronic Cigarettes[J]. The New England Journal of Medicine, 2016, 375(26):2608-2609.

[23] Delva F, Margery J, Laurent F, et al. Medical follow-up of workers exposed to lung carcinogens: French evidence-based and pragmatic recommendations[J]. BMC public health, 2017, 17(1):191.

[24] Huang S X L, Jaurand M C, Kamp D W, et al. Role of mutagenicity in asbestos fiber-induced carcinogenicity and other diseases[J]. Journal of toxicology and environmental health, Part B: Critical reviews, 2011, 14(1-4):179-245.

[25] Loomis D, Grosse Y, Lauby-Secretan B, et al. The carcinogenicity of outdoor air pollution[J]. Lancet Oncology, 2013, 14(13):1262-1263.

[26] Barone-Adesi F, Chapman R S, Silverman D T, et al. Risk of lung cancer associated with domestic use of coal in Xuanwei, China: retrospective cohort study[J]. BMJ (Clinical research ed.), 2012, 345:e5414.

[27] Guo Y, Zeng H, Zheng R, et al. The burden of lung cancer mortality attributable to fine particles in China[J]. The Science of the total environment, 2017, 579:1460-1466.

[28] Chen L S, Baker T, Hung R J, et al. Genetic Risk Can Be Decreased: Quitting Smoking Decreases and Delays Lung Cancer for Smokers With High and Low CHRNA5 Risk Genotypes: A Meta-Analysis[J]. EBioMedicine, 2016, 11:219-226.

[29] Coté M L, Liu M, Bonassi S, et al. Increased risk of lung cancer in individuals with a family history of the disease: a pooled analysis from the International Lung Cancer Consortium[J]. European journal of cancer (Oxford, England: 1990), 2012, 48(13):1957-1968.

[30] Wu G X, Nelson R A, Kim J Y, et al. Non-Small Cell Lung Cancer as a Second Primary Among Patients With Previous Malignancy: Who Is at Risk?[J]. Clinical lung cancer, 2017, 18(5):543-550.e3.

[31] Koshiol J, Rotunno M, Consonni D, et al. Chronic obstructive pulmonary disease and altered risk of lung cancer in a population-based case-control study[J]. PloS one, 2009, 4(10):e7380.

[32] Zhang X, Jiang N, Wang L, et al. Chronic obstructive pulmonary disease and risk of lung cancer: a meta-analysis of prospective cohort studies[J]. Oncotarget, 2017, 8(44):78044-78056.

[33] Velazquez-Kronen R, Gilbert E S, Linet M S, et al. Lung cancer mortality associated with protracted low-dose occupational radiation exposures and smoking behaviors in U. S. radiologic technologists, 1983-2012[J]. International journal of cancer, 2020, 147(11):3130-3138.

[34] Pastorino U, Silva M, Sestini S, et al. Prolonged lung cancer screening reduced 10-year mortality in the

MILD trial: new confirmation of lung cancer screening efficacy[J]. Annals of Oncology: Official Journal of the European Society for Medical Oncology, 2019, 30(7):1162-1169.

[35] Gao S, Li N, Wang S, et al. Lung Cancer in People's Republic of China[J]. Journal of thoracic oncology: official publication of the International Association for the Study of Lung Cancer, 2020, 15 (10): 1567-1576.

[36] National Health Commission of PRC. Chinese guidelines for diagnosis and treatment of primary lung cancer 2018 (English version)[J]. Chinese Journal of Cancer Research, 2019, 31(1):1-28.

[37] Tanner N T, Porter A, Gould M K, et al. Physician Assessment of Pretest Probability of Malignancy and Adherence With Guidelines for Pulmonary Nodule Evaluation[J]. Chest, 2017, 152(2):263-270.

[38] Tanner N T, Aggarwal J, Gould M K, et al. Management of Pulmonary Nodules by Community Pulmonologists: A Multicenter Observational Study[J]. Chest, 2015, 148(6):1405-1414.

[39] Spiro S G, Silvestri G A. One hundred years of lung cancer[J]. American journal of respiratory and critical care medicine, 2005, 172(5):523-529.

[40] Howington J A, Blum M G, Chang A C, et al. Treatment of stage Ⅰ and Ⅱ non-small cell lung cancer: Diagnosis and management of lung cancer, 3rd ed: American College of Chest Physicians evidence-based clinical practice guidelines[J]. Chest, 2013, 143(5 Suppl):e278S-e313S.

[41] Kent M, Wang T, Whyte R, et al. Open, video-assisted thoracic surgery, and robotic lobectomy: review of a national database[J]. The Annals of thoracic surgery, 2014, 97(1):236-242; discussion 242-244.

[42] Bradbury P, Sivajohanathan D, Chan A, et al. Postoperative Adjuvant Systemic Therapy in Completely Resected Non-Small-Cell Lung Cancer: A Systematic Review[J]. Clinical lung cancer, 2017, 18(3): 259-273.e8.

[43] Chaft J E, Rimner A, Weder W, et al. Evolution of systemic therapy for stages Ⅰ-Ⅲ non-metastatic non-small-cell lung cancer[J]. Nature Reviews Clinical Oncology, 2021, 18(9):547-557.

[44] Cao X, Zheng Y Z, Liao H Y, et al. A clinical nomogram and heat map for assessing survival in patients with stage Ⅰ non-small cell lung cancer after complete resection[J]. Therapeutic advances in medical oncology, 2020, 12:1758835920970063.

[45] Pignon J P, Tribodet H, Scagliotti G V, et al. Lung adjuvant cisplatin evaluation: a pooled analysis by the LACE Collaborative Group[J]. Journal of clinical oncology: Official Journal of the American Society of Clinical Oncology, 2008, 26(21):3552-3559.

[46] Baker S, Dahele M, Lagerwaard F J, et al. A critical review of recent developments in radiotherapy for non-small cell lung cancer[J]. Radiation oncology (London, England), 2016, 11(1):115.

[47] Vinod S K, Hau E. Radiotherapy treatment for lung cancer: current status and future directions[J]. Respirology (Carlton, Vic.), 2020, 25 (Suppl 2):61-71.

[48] Barlesi F, Mazieres J, Merlio J P, et al. Routine molecular profiling of patients with advanced non-small-cell lung cancer: results of a 1-year nationwide programme of the French Cooperative Thoracic Intergroup (IFCT)[J]. Lancet (London, England), 2016, 387(10026):1415-1426.

[49] Kelly K, Altorki N K, Eberhardt W E E, et al. Adjuvant Erlotinib Versus Placebo in Patients With Stage Ⅰ B-Ⅲ A Non-Small-Cell Lung Cancer (RADIANT): A Randomized, Double-Blind, Phase Ⅲ Trial[J]. Journal of Clinical Oncology: Official Journal of the American Society of Clinical Oncology, 2015, 33(34):4007-4014.

[50] Zhong W-Z, Wang Q, Mao W M, et al. Gefitinib Versus Vinorelbine Plus Cisplatin as Adjuvant Treatment for Stage Ⅱ-Ⅲ A (N1-N2) EGFR-Mutant NSCLC: Final Overall Survival Analysis of

CTONG1104 Phase Ⅲ Trial[J]. Journal of Clinical Oncology: Official Journal of the American Society of Clinical Oncology, 2021, 39(7):713-722.

[51] Saab S, Zalzale H, Rahal Z, et al. Insights Into Lung Cancer Immune-Based Biology, Prevention, and Treatment[J]. Frontiers in immunology, 2020, 11:159.

[52] Pirker R, Filipits M. Adjuvant Therapy in Patients With Completely Resected Non-small-cell Lung Cancer: Current Status and Perspectives[J]. Clinical lung cancer, 2019, 20(1):1-6.

[53] Gao S, Li N, Gao S, et al. Neoadjuvant PD-1 inhibitor (Sintilimab) in NSCLC[J]. Journal of Thoracic Oncology: Official Publication of the International Association for the Study of Lung Cancer, 2020, 15(5): 816-826.

# 第二章　肺癌新辅助治疗的历史背景

20世纪，Frei提出新辅助治疗方案，指出在恶性肿瘤手术切除前给予化疗或放疗，其主要目的如下：① 消除可能存在的微转移病灶；② 与术后辅助治疗相比，术前新辅助治疗患者完成计划剂量药物治疗的占比增加；③ 术前新辅助治疗后病灶大小及消退情况可评估治疗反应；④ 增加完全切除病灶的概率[1]。NSCLC新辅助治疗主要适用于ⅢA期NSCLC患者，特别是ⅢA期伴N2疾病的NSCLC患者，当然也包括可手术的NSCLC患者。

## 一、辅助化疗与新辅助化疗

过去对早期NSCLC新辅助化疗的临床研究，严重受辅助化疗试验结果的影响。新辅助与辅助治疗的临床研究是同期开展的，辅助治疗的研究率先获得临床结果，确立了辅助治疗在ⅠB-ⅢA期患者术后的治疗地位。两项长达10年的辅助化疗临床研究的生存结果，导致同时进行的新辅助治疗研究提前，因为辅助化疗作为新的标准治疗方案不包括在这些研究中。大量随机对照试验和荟萃分析表明：辅助化疗组的生存率提高了，风险比（hazard ratio，HR）为0.87，5年生存率提高了约5%[2]。在对辅助治疗试验进行荟萃分析时，多个新辅助治疗试验也在进行中。许多单纯手术的随机新辅助试验被提前终止。因此，很少有已完成的Ⅲ期研究可以指导新辅助治疗。

表2.1　肺癌辅助治疗的临床结果

| 研究 | 人群 | 样本量 | OS HR值 | 结论 |
| --- | --- | --- | --- | --- |
| ALPI | Ⅰ、Ⅱ、ⅢA期 | 1088 | 0.89(0.76～1.04) | OS无显著获益 |
| BLT | Ⅰ、Ⅱ、Ⅲ期 | 307 | 0.93(0.70～1.23) | OS无显著获益 |
| IALT | Ⅰ、Ⅱ、Ⅲ期 | 1867 | 0.86(0.77～0.97) | OS有显著获益 |
| JBR.10 | ⅠB-ⅡB期 | 482 | 0.66(0.51～0.85) | OS有显著获益 |
| ANITA | Ⅰ、Ⅱ、ⅢA期 | 840 | 0.78(0.66～0.93) | OS有显著获益 |

自1994年Rosell和Roth分别发表两项经典的ⅢA期NSCLC新辅助化疗的前瞻性随机对照研究至今，荟萃分析结果显示对可切除的ⅠB期-ⅢA期NSCLC患者，新辅助或辅助含铂双药化疗均可将5年总生存期（overall survival，OS）提高约5%（新辅助化疗的HR为0.87，辅助化疗的HR为0.89；两种HR都对应单独手术）[3]。

## 二、新辅助治疗可能存在的优势

与辅助治疗相比,新辅助治疗存在以下优势:术前患者耐受性更高、降低肿瘤分期、更早地消除微转移,以及运用术前扫描或术中情况更快地评估疗效等。新辅助治疗方法还有额外的优势,即在术前根据影像学评估或术后根据切除样本的病理评估,改变系统治疗方案。新辅助治疗也为评估可能与生存率提高相关的临床疗效替代指标提供了机会。

## 三、新辅助免疫治疗

由于新辅助/辅助化疗毒副作用明显,患者耐受性较差,无论新辅助还是辅助化疗较单纯手术,患者5年生存率仅提高5%左右。因此迫切需要耐受性好、有效的新辅助和辅助治疗可切除肺癌的方案。与传统化疗相比,免疫治疗有更好的耐受性,同时与治疗相关的毒性对手术切除的影响较小,从而免疫新辅助/辅助治疗应运而生。

免疫治疗:作用于细胞毒性T淋巴细胞相关抗原4(cytotoxic T lymphocyte associated antigen-4, CTLA-4)、程序性死亡受体1(programmed cell death 1, PD-1)/程序性死亡受体-配体(programmed cell death-ligand 1,PD-L1)的免疫检查点抑制剂改变了NSCLC的治疗格局。PD-1/PD-L1抑制剂杀伤肿瘤需要肿瘤细胞提呈抗原,然后被宿主T细胞识别。经抑制性抗体阻断免疫抑制的PD-1/PD-L1相互作用后,活化的T细胞能够释放细胞因子,并杀伤肿瘤细胞。因此,从机制上讲,当肿瘤体积较大时,抗原提呈细胞承担较大的抗原负荷,从而表现出更强的抗肿瘤T细胞应答。因此,新辅助免疫疗法将优于辅助免疫疗法,患者可获得更大的生存益处。同时多项临床前研究发现也证实了上述观点,在动物模型中,免疫新辅助治疗较免疫辅助治疗有更长的中位生存时间和更高的生存率[4]。因此,新辅助免疫治疗被认为在早期启动抗肿瘤反应、形成免疫记忆方面具有潜在优势。这一机制为促进临床治疗和医学转化提供了前所未有的机遇。在早期NSCLC患者中,新抗原负荷的升高和新抗原异质性的降低与较长生存期有关,这表明将免疫治疗用于新辅助治疗阶段可能是实现免疫治疗临床效益最大化的最佳时间点。

免疫治疗联合化疗的优势:免疫治疗联合化疗可进一步改善临床疗效。化疗与免疫治疗可产生协同作用,通过杀死肿瘤细胞,提高T细胞与癌细胞的比例,降低肿瘤释放的免疫抑制因子,释放免疫呈递抗原,进而扩大抗肿瘤应答。化疗也可刺激NSCLC中的PD-L1表达。在化疗的基础上加用免疫治疗改善了转移性NSCLC患者的预后[5]。免疫治疗联合化疗,也比单纯新辅助免疫治疗或新辅助化疗可以获得更高的主要病理学缓解(major pathological response,MPR)或病理完全缓解(pathological complete response,pCR)比例。

## 四、新辅助靶向治疗

与细胞毒性化疗相比,靶向分子治疗毒性更低,其可以针对性识别已知的突变肿瘤细胞,通过阻断突变蛋白或生化途径而抑制、靶向破坏肿瘤细胞,进而延长 NSCLC 患者的生存。目前已知的 NSCLC 主要突变靶点有 EGFR、KRAS、ALK、ROS1、NTRK、RET 等。新辅助化疗可以使肿瘤缩小,提高部分患者的可切除率,但是效果仍不能令人满意。EGFR-TKI 新辅助治疗可使局部进展患者的病变降期,在患者产生耐药之前行手术治疗,完全切除肿瘤,可能使部分患者获得生存受益。早年研究证实了新辅助靶向治疗后手术的安全性,并对 EGFR-TKI 新辅助治疗患者手术组织标本检测进行研究,其结果提示了一些典型的组织学改变,如肿瘤细胞结构的减少,肿瘤扩增细胞的减少,肿瘤结构被纤维瘢痕组织所替代,残留的肿瘤病灶被纤维基质和淋巴细胞浸润限制等。

新辅助靶向治疗的优势在于:术前反应轻微,不降低肺功能,不影响支气管残端的愈合,不使用糖皮质激素;活体实验:有助于理解靶向耐药的机制。

与免疫治疗相反,术前诱导靶向治疗数据较少,诱导靶向治疗能否带来更多的治疗反应,能否真正引发肿瘤降期,提高 R0 切除,最终转化为 OS 尚不得而知。但术后辅助靶向治疗的数据已较为成熟。表皮生长因子受体(EGFR)突变阳性的 NSCLC 术后化疗改靶向治疗,已积累了很多临床研究。早年的研究,包括 BR19、2015 年 RADIANT,均因没按 EGFR 突变筛选目标人群而失败。2017 年以后,在 EGFR 突变筛选的基础上,开展的三项术后辅助靶向治疗研究(ADJUVANT、EVAN、EVIDENCE)均获成功。ADAURA 是一项全球多中心随机对照的Ⅲ期研究,亦显示辅助靶向治疗可显著提高患者的无病生存。这几项研究的结果均说明,对 EGFR 突变阳性的 NSCLC,围术期尤其是术后靶向治疗的疗效至少不亚于化疗的历史数据。以分期分层发现,病期越晚术后靶向治疗的获益越大。

CTONG1103研究,共收集 71 例 EGFR 突变阳性的ⅢA-N2 期 NSCLC 患者,随机分成两组,即厄洛替尼组 37 例(厄洛替尼 150 mg/d,新辅助靶向治疗 42 天;术后辅助靶向治疗最多进行 12 个月)和吉西他滨＋顺铂组 34 例(新辅助治疗第 1～8 天给予吉西他滨 1250 mg/m² 及第 1 天顺铂 75 mg/m²,术后辅助治疗最多进行 2 个周期),该研究结果表明,厄洛替尼组的无进展生存期(progression free survival,PFS)延长了 10.1 个月,但 CTONG1103 未达到主要终点,客观缓解率(objective response rate,ORR):靶向 vs. 化疗:51.4％ vs. 34.3％($OR=$ 2.26,$p=0.092$);中位 OS 未见差异,靶向 vs. 化疗:45.8 个月 vs. 39.2 个月($HR=0.77$,$p=$ 0.417)[6]。该研究存在的问题是,术前靶向治疗时间较短,没有采用第三代靶向药物,术后靶向治疗作为辅助治疗的维持时间较短。这些问题的存在可能部分影响了该临床研究的结局。

### 参考文献

[1] Frei E. What's in a name: neoadjuvant [J]. J. Natl. Cancer Inst., 1988,80(14):1088-1089.

[2] Arriagada R, Auperin A, Burdett S, et al. Adjuvant chemotherapy, with or without postoperative radio-

therapy, in operable non-small-cell lung cancer: two meta-analyses of individual patient data [J]. Lancet, 2010,375(9722):1267-1277.

[3] Group N M C. Preoperative chemotherapy for non-small-cell lung cancer: a systematic review and meta-analysis of individual participant data [J]. Lancet, 2014,383(9928):1561-1571.

[4] Liu J, Blake S J, Yong M C, et al. Improved Efficacy of Neoadjuvant Compared to Adjuvant Immunotherapy to Eradicate Metastatic Disease [J]. Cancer Discov., 2016,6(12):1382-1399.

[5] Heinhuis K M, Ros W, Kok M, et al. Enhancing antitumor response by combining immune checkpoint inhibitors with chemotherapy in solid tumors [J]. Ann. Oncol., 2019,30(2):219-235.

[6] Zhong W Z, Chen K N, Chen C, et al. Erlotinib Versus Gemcitabine Plus Cisplatin as Neoadjuvant Treatment of Stage ⅢA-N2 EGFR-Mutant Non-Small-Cell Lung Cancer (EMERGING-CTONG 1103): A Randomized Phase Ⅱ Study [J]. J. Clin. Oncol., 2019,37(25):2235-2245.

# 第三章　肺癌病理新进展

　　2021年世界卫生组织（World Health Organization，WHO）胸部肿瘤分类已正式发布[1]，其中肺部肿瘤分类是其中一章（表3.1）。前几版的WHO分类在1967年和1981年出版，只是针对肺部肿瘤进行组织学分类；随后在1999年出版了肺部和胸膜肿瘤组织学分类，进一步细化了肺癌的组织学分型；然后在2004年和2015年出版了肺部、胸膜、胸腺和心脏肿瘤病理学和遗传学，增加了肿瘤遗传学的相关信息，以肺腺癌表皮生长因子受体（EGFR）突变的发现最具划时代意义。其中2015年WHO分类中引入了许多重大变化，主要是因为对遗传学和分子靶向治疗的理解有了显著的进步[2]。由于在整个分类中引入了免疫组织化学和分子检测，许多更精准的病理诊断方法使得肺部肿瘤的病理和基因分类更加精确，从而可以制定更好的治疗策略。而在2021年的分类中，形态学仍然是分类的首要标准，由免疫组织化学和分子技术进行补充，其中更加强调了所有肿瘤类型的分子病理学进展。

表3.1　2021版WHO肺肿瘤目录

| WHO肺肿瘤目录（WHO classification of lung tumors） |
| --- |
| **上皮性肿瘤（epithelial tumours）** |
| **乳头状瘤（papillomas）** |
| 　支气管乳头状瘤（bronchial papillomas） |
| **腺瘤（adenomas）** |
| 　硬化性肺细胞瘤（sclerosing pneumocytoma） |
| 　肺泡性腺瘤（alveolar adenoma） |
| 　细支气管腺瘤/纤毛黏液结节乳头状肿瘤（bronchial adenoma/ciliated muconodular papillary tumor） |
| 　黏液性囊腺瘤（mucinous cystadenoma） |
| 　黏液腺腺瘤（mucinous gland adenoma） |
| **前驱腺体病变（precursor glandular lesions）** |
| 　非典型腺瘤样增生（atypical adenomatous hyperplasia） |
| 　原位腺癌（adenocarcinoma in situ） |
| **腺癌（adenocarcinomas）** |
| 　微浸润性腺癌（minimally invasive adenocarcinoma） |
| 　浸润性非黏液腺癌（invasive non-mucinous adenocarcinoma） |
| 　浸润性黏液腺癌（invasive mucinous adenocarcinoma） |
| 　胶样腺癌（colloid adenocarcinoma） |
| 　胎儿型腺癌（fetal adenocarcinoma） |
| 　肠型腺癌（entric-type adenocarcinoma） |

## WHO肺肿瘤目录（WHO classification of lung tumors）

**鳞状细胞前驱病变（squamous precursor lesions）**

　　鳞状细胞不典型增生和原位鳞癌（squamous dysplasia and carcinoma in situ）

**鳞状细胞癌（squamous cell carcinomas）**

　　鳞状细胞癌（squamous cell carcinoma）

　　淋巴上皮样癌（lymphoepithelial carcinoma）

**大细胞癌（large cell carcinomas）**

　　大细胞癌（large cell carcinoma）

**腺鳞癌（adenosquamous carcinomas）**

　　腺鳞癌（adenosquamous carcinoma）

**肉瘤样癌（sarcomatoid carcinomas）**

　　多形性癌（pleomorphic carcinoma）

　　肺母细胞瘤（pulmonary blastoma）

　　癌肉瘤（carcinosarcoma）

**其他上皮肿瘤（other epithelial tumours）**

　　肺部NUT癌（NUT carcinoma of lung）

　　胸部SMARCA4缺失的未分化肿瘤（thoracic SMARCA4-deficient undifferentiated tumor）

**涎腺型肿瘤（salivary gland-type tumors）**

　　多形性腺瘤（pleomorphic adenoma）

　　腺样囊性癌（adenoid cystic carcinoma）

　　上皮-肌上皮癌（epithelium-myoepithelial carcinoma）

　　黏液表皮样癌（mucoepidermoid carcinoma）

　　玻璃样变透明细胞癌（hyalinizing clear cell carcinoma）

　　肌上皮瘤和肌上皮癌（myoepithelioma and myoepithelial carcinoma）

**肺神经内分泌肿瘤（lung neuroendocrine neoplasms）**

**前驱病变（precursor lesion）**

　　弥漫性特发性肺神经内分泌细胞增生（diffuse idiopathic pulmonary neuroendocrine cell hyperplasia）

**神经内分泌肿瘤（neuroendocrine tumors）**

　　类癌/神经内分泌瘤（carcinoid/neuroendocrine tumor）

　　神经内分泌癌（neuroendocrine carcinomas）

　　小细胞肺癌（small cell lung carcinoma）

　　大细胞神经内分泌癌（large cell neuroendocrine carcinoma）

**异位起源性肿瘤（tumours of ectopic tissues）**

　　黑色素瘤（melanoma）

　　脑膜瘤（meningioma）

**肺间叶性肿瘤（mesenchymal tumours specific to the lung）**

| WHO肺肿瘤目录（WHO classification of lung tumors） |
| --- |
| 肺错构瘤（pulmonary hamartoma） |
| 肺软骨瘤（pulmonary chondroma） |
| 弥漫性肺淋巴管瘤病（diffuse pulmonary lymphangiomatosis） |
| 胸膜肺母细胞瘤（pleuropneumonary blastoma） |
| 肺动脉内膜肉瘤（pulmonary artery intimal sarcoma） |
| 先天性支气管周肌纤维母细胞瘤（congenital peribronchial myofibroblastic tumour） |
| **EWSR1-CREB1融合的原发性肺黏液样肉瘤（primary pulmonary myxoid sarcoma with EWSR1-CREB1 fusion）** |
| 血管周上皮细胞肿瘤（PEComatous tumours） |
| 淋巴管平滑肌瘤病（lymphangioleiomyomatosis） |
| PEComa（PEComa） |
| **淋巴造血系统肿瘤（haematolymphoid tumors）** |
| MALT淋巴瘤（MALT lymphoma） |
| 弥漫性大B细胞淋巴瘤（diffuse large B-cell lymphoma） |
| 淋巴瘤样肉芽肿病（lymphomatoid granulomatosis） |
| 血管内大B细胞淋巴瘤（intravascular large B-cell lymphoma） |
| 肺朗格汉斯细胞组织细胞增生症（pulmonary Langerhans cell histiocytosis） |
| Erdheim-Chester病（Erdheim-Chester disease） |

本版的主要特点如下：① 相较于2015年的分类，更重视基因检测；② 新增了小样本分类诊断的专门章节；③ 吸纳了记录侵袭性非黏液腺癌组织学类型比例的建议，将这些特征应用于正式的分级系统，以及根据第8版TNM分类的建议[3]，在部分贴壁非黏液性肺腺癌中仅通过侵袭性来确定T分期大小；④ 肯定了气腔播散（spread through airspaces，STAS）作为具有预后意义的组织学特征；⑤ 将淋巴上皮癌归类为鳞状细胞癌；⑥ 更新了肺部神经内分泌肿瘤分类中的新概念；⑦ 将细支气管腺瘤/纤毛黏液结节乳头状肿瘤（BA/CMPT）作为腺瘤亚组中的一个新类别；⑧ 新增了胸部SMARCA4缺失的未分化肿瘤；⑨ 每个肿瘤必要及理想的诊断标准。

接下来，我们将对临床上常见的肺腺癌、鳞状细胞癌、大细胞癌等进行论述。

019

# 一、肺腺癌

随着全球肺腺癌发病率的不断上升并已明显超过肺鳞癌，自2015版开始，一改前几版的排序，将腺癌排至第一位论述。肺腺癌的分类见表3.2。

表 3.2　肺腺癌的分类

| 腺癌 | |
|---|---|
| | 微浸润性腺癌 |
| 8526/3 | 微浸润性腺癌,非黏液性 |
| 8527/3 | 微浸润性腺癌,黏液性 |
| | 浸润性非黏液性腺癌 |
| 8520/3 | 贴壁生长型腺癌 |
| 8551/3 | 腺泡型腺癌 |
| 8260/3 | 乳头型腺癌 |
| 8265/3 | 微乳头型腺癌 |
| 8230/3 | 实体型腺癌 |
| 8253/3 | 浸润性黏液腺癌 |
| 8254/3 | 混合浸润性黏液和非黏液性腺癌 |
| 8480/3 | 胶样腺癌 |
| 8333/3 | 胎儿型腺癌 |
| 8144/3 | 腺癌,肠型 |
| 8140/3 | 腺癌,非特指 |

## (一) 前驱腺体病变

前驱腺体病变包括非典型腺瘤样增生和原位腺癌,新版对其的诊断标准及 ICD 编码均未改变,由于 WHO 分类目录的整体调整,非典型腺瘤样增生和原位腺癌目录位置由浸润前病变调整为前驱腺体病变。

非典型腺瘤样增生(atypical adenomatous hyperplasia,AAH)是指肺内小的(<0.5 cm)、局限性、Ⅱ型肺泡细胞和(或)Clara 细胞增生性病变。增生细胞呈圆形、立方形、低柱状或钉样(peg),有轻-中度异型性,核内包涵体常见,细胞间常有空隙、沿肺泡壁生长,有时累及呼吸性细支气管壁。

原位腺癌(adenocarcinoma in situ,AIS)为一类局限的、小的(≤3 cm)腺癌,癌细胞呈贴壁生长,无间质、脉管或胸膜浸润,无乳头或微乳头结构,肺泡腔内无癌细胞聚集(2021 年版删去)。

符合 AIS 诊断标准的肿瘤相当于 2004 年 WHO 分类中的 AIS,旧称细支气管肺泡癌(BAC)全部切除后预后很好,5 年无病生存率达 100%。

## (二) 微浸润性腺癌

微浸润性腺癌(minimally invasive adenocarcinoma,MIA)指一类小的(≤3 cm)、局限性腺癌,癌细胞以贴壁生长方式为主,任一视野下间质浸润的最大径≤0.5 cm。如果存在多处间质浸润,只需测量最大浸润面积的最大直径,而不能将多处浸润灶相加计算。

MIA 浸润成分的判断指标有:① 出现贴壁生长以外的类型,如腺泡状、乳头状、微乳头状或实性类型;② 癌细胞浸润肌纤维母细胞间质(SMA)。如果肿瘤侵犯淋巴管、血管或胸膜(弹力纤维染色),或出现肿瘤性坏死,则不诊断MIA,而直接诊断浸润性腺癌。

MIA通常为非黏液性,黏液性MIA罕见。MIA手术切除后预后很好,5年无瘤生存率几乎达100%。

### (三)浸润性非黏液性腺癌

因肺癌异质性使用"5%递增"这一半定量方法记录肿瘤中存在的每一种组织学类型,从而筛选出肿瘤的最主要类型,并按此种类型命名。同时其他次要类型的百分率只要大于5%,也要依次列举出来。

将浸润性腺癌分为贴壁为主型、腺泡为主型、乳头为主型、微乳头为主型和实体为主型伴黏液产生共5个亚型。其中,微乳头状生长方式亚型,预后较差。

**1. 贴壁为主型(lepidic predominant adenocarcinoma,LPA)**

形态学与AIS和MIA相似,但至少一个视野下浸润癌成分最大直径≥5 mm,浸润癌的判断标准与MIA相同,即出现贴壁生长方式以外的组织学类型或者肿瘤细胞浸润肌纤维母细胞间质;如果肿瘤侵犯血管、淋巴管或胸膜或者出现肿瘤性坏死,则诊断为LPA。

贴壁生长方式可以出现在浸润性黏液腺癌和转移性癌之中,但新分类中LPA术语专指贴壁为主型的非黏液腺癌,用以区别浸润性黏液腺癌(相当于以前的黏液性BAC),因此LPA不能用来诊断"伴贴壁生长方式为主的浸润性黏液腺癌"。Ⅰ期的LPA预后较好,5年无复发率达90%。

**2. 腺泡为主型(acinar predominant adenocarcinoma,APA)**

主要成分为具有中心管腔的圆形或卵圆形腺体。肿瘤细胞胞质和管腔内可含有黏液,有时肿瘤细胞聚集成圆形结构,核极性朝向外周而中央腺腔不明显。AIS间质胶原化时可能与腺泡结构难以鉴别,但如果出现肺泡结构消失和(或)肌纤维母细胞性间质,则支持浸润性腺泡为主型腺癌。值得注意的是,新分类将具有筛状结构的腺癌归类为腺泡为主型腺癌。

**3. 乳头为主型(papillary predominant adenocarcinoma,PPA)**

主要由具有纤维血管轴心的分支乳头构成。乳头结构需要与AIS中肺泡壁的切向切面(tangential sectioning)鉴别,如果腺癌呈贴壁生长而肺泡腔内充满乳头结构,该肿瘤应归类为乳头状腺癌,这种情况下肌纤维母细胞间质不是诊断的必要条件。

**4. 微乳头为主型(micorpapillary predominant adenocarcinoma,MPA)**

指肿瘤细胞形成无纤维血管轴心的乳头状细胞簇,与肺泡壁连接或彼此分离或呈环样(ring like)腺样结构"漂浮"在肺泡间隙内。肿瘤细胞小,立方形,核有轻度异型。脉管或间质侵犯常见,可见砂粒体。微乳头为主型腺癌预后差,即使早期诊断仍然预后不良。Yoshizawa等资料显示微乳头为主型腺癌Ⅰ期患者5年无瘤生存率仅为67%。

**5. 实体为主型伴黏液产生(solid predominant adenocarcinoma with mucin production)**

主要由片状多角型细胞组成,缺乏可辨认的腺癌结构,如腺泡、乳头、微乳头或贴壁生长。肿瘤呈100％实性生长,每2个高倍视野中有1个视野至少有5个肿瘤细胞含有黏液,黏液可通过组织化学染色证实。实体为主型腺癌,需要与鳞癌和大细胞癌鉴别,后面二者罕见胞质内黏液。

浸润性腺癌分型的临床意义如下:

(1) 新分类的各种类型腺癌总生存率有显著差异。

① 1组:贴壁为主型:78.5月。

② 2组:腺泡为主型:67.3月。

③ 3组:实体为主型:58.1月;乳头为主型:48.9月;微乳头型:44.9月。

(2) 三组的总生存期(OS)、疾病特定存活期(DSS)和无病生存期(disease free survival, DFS)有显著差异。

(3) 不同类型腺癌的生存差异受辅助化疗影响,尤其是实性为主型给予辅助化疗后明显改善。

(4) 不同类型腺癌与发生淋巴结转移的危险性密切相关。

### (四)浸润性黏液腺癌(相当于以前的黏液型BAC)

肿瘤由含有黏液的杯状细胞或柱状细胞组成,细胞异型性不明显,肺泡腔隙常充满黏液。与非黏液性腺癌一样,浸润性黏液腺癌常常显示形态学的异质性,表现为贴壁生长、腺泡、乳头、微乳头以及实性结构的相互混合,浸润间质时肿瘤细胞常显示胞质内黏液减少和异型性增加。

浸润性黏液腺癌区别AIS和MIA的指标有:肿瘤直径＞3 cm,浸润灶直径＞0.5 cm,多个癌结节,肿瘤界限不清楚,以及周围肺组织内粟粒状播散。

浸润性黏液腺癌常呈多中心、多肺叶或者双侧肺累及。

混合性黏液性和非黏液性腺癌罕见,诊断标准是黏液性和非黏液性成分都超过10％。浸润性黏液腺癌需要与伴有黏液产生的、形态学缺乏杯状或柱状细胞的腺癌相鉴别,当光镜下或黏液染色证实黏液产生但比例又达不到上述诊断标准时,仍然按照新分类中浸润性腺癌的标准进行分类,同时注明有黏液产生,可以描述为"伴黏液产生"或者"伴黏液样特征",如实体为主型腺癌伴黏液产生。

### (五)胶样腺癌

极为罕见,过去的黏液性囊腺癌归类为胶样腺癌(colloid adenocarcinoma)。胶样腺癌常混合有其他组织学类型,当肿瘤显示胶样癌为主同时伴有其他成分时,仍然需要按照"5％递增"的方法记录其他组织学类型。

### (六)胎儿型腺癌

多见于年轻患者,表现为富于糖原的、无纤毛细胞组成的小管而形成的腺样结构,常出现特征性的核下空泡,腺腔内可见桑椹体。大多数胎儿型腺癌(fetal adenocarcinoma)为低级别,β-catenin核＋,TTF-1＋预后较好;少数病例为高级别β-catenin膜＋,50％TTF-1－。

当胎儿型腺癌混合其他成分时,仍然按照"××为主型"原则进行分类。

新分类提到了分子学改变在胎儿型腺癌发病机制中的作用,认为β-catenin基因突变可能是促使胎儿型腺癌发病的重要机制,免疫组化染色能够检测到肿瘤上皮细胞核和质异常表达β-catenin,提示信号通路分子如β-catenin表达上调在低级别胎儿型腺癌和双向分化的肺母细胞瘤的发病中发挥重要作用。

### (七)肠型腺癌

此类肿瘤成分超过50%就可以归类为"肠型分化腺癌"。肠型腺癌(enteric-type)具有结直肠腺癌的一些形态学和免疫组化特征,与转移性结直肠腺癌比较,肠型肺腺癌常显示组织学异质性,表现为混合其他常见的组织学类型,如贴壁生长等,记录这些成分的百分比仍然有实际意义。肠型腺癌由腺样和(或)乳头样结构组成,有时形成筛状结构,通常肿瘤细胞呈高柱状,假复层排列,可见管腔内坏死以及明显的核碎片,分化差时形成更多的实性结构。肠型腺癌至少表达一种肠型分化标记(如CDX-2、villin、CK20或MUC-2),半数病例表达TTF-1,CK7呈一致性表达,但文献报道也有CK7阴性的病例。对于形态学与结直肠腺癌相似但免疫组化不表达肠型分化标记的肺原发性腺癌,使用"肺腺癌伴肠形态学特征"比"肺腺癌伴肠型分化"这一术语更加合适。

值得注意的是,新版分类主要对肺腺癌进行了以下内容的更新:

(1)浸润性非黏液性腺癌以5%为标尺记录不同亚型,不再要求归类为某亚型为主的腺癌。

(2)腺泡型腺癌的诊断中对筛状腺癌进行了更为详细的描述,筛状腺体被描述为缺乏间质且具有背对背相互融合的肿瘤性腺体。筛状腺体预后更差并与腺癌分级系统(详见后述)相关。

(3)乳头型腺癌的诊断中强调应与由手术造成的贴壁型腺癌肺泡间隔断裂及肺实质塌陷造成的假乳头结构相鉴别。

(4)微乳头型腺癌除延续旧版诊断标准外,新版纳入了一种新的丝状微乳头生长模式,该模式呈纤细、蕾丝样,至少堆积有3个瘤细胞高度的狭长肿瘤细胞,肿瘤内缺乏纤维血管轴心。在计算百分比时,当微乳头周围围绕腺管、乳头、贴壁形态时,该区域应计入微乳头,不再纳入其他亚型。

(5)强调了浸润性腺癌中浸润的定义:① 除贴壁成分以外的亚型(包括常见的腺泡、乳头、微乳头、实体型腺癌及少见的浸润性黏液、胶样、胎儿、肠型腺癌);② 伴有纤维母细胞灶;③ 血管、胸膜侵犯;④ 气腔播散。强调浸润性腺癌中浸润和非浸润的区别与第8版TNM分期仅将肿瘤浸润区域纳入T分期计算有关。

(6)新版进一步肯定了气腔播散的预后价值,同时也强调应与人工假象进行鉴别,人工假象具有的特点包括:① 随机或边缘杂乱的肿瘤细胞簇通常分布于组织切片边缘或切片外;② 肿瘤边缘及远处的气腔内缺乏连续性的肿瘤细胞分布;③ 肿瘤细胞簇呈锯齿状边缘分布;④ 播散的细胞具有肺泡细胞或支气管细胞等良性细胞学特点;⑤ 从肺泡壁上剥落的线条状细胞。

(7)在肺癌的免疫组织化学分析中强调TTF-1 SPT24克隆号具有更强的敏感性,而8G7G3/1克隆号具有更强的特异性,同时强调CK7在腺癌的诊断中不具有特异性。

（8）更新了根治性手术切除肺标本浸润性非黏液性肺腺癌的国际肺癌研究协会（International Association for the Study of Lung Cancer, IASLC）新分级系统。旧版分类中浸润性腺癌依据主要亚型分为良好预后的贴壁型为主腺癌，中等预后的腺泡及乳头型为主腺癌，差预后的微乳头及实体型为主腺癌。新版分类中根据主要亚型及高于20%的高级别成分[包括实性、微乳头、筛状或复杂腺体成分(融合腺体及促结缔组织增生性间质内浸润的单个细胞)]将腺癌分为3组（表3.3），通过此三级分层系统，其预后预测价值不但优于主要组织学亚型的分级系统，并且较纳入核分裂、核分级、细胞学分级、气腔播散和坏死的训练模型更优。但IASLC新分级系统不适用于浸润性黏液腺癌。

表3.3　浸润性非黏液性肺腺癌（手术切除标本）的IASLC分级系统

| 级别 | 分化 | 组织学 |
| --- | --- | --- |
| 1 | 高分化 | 贴壁亚型为主且高级别成分*<20% |
| 2 | 中分化 | 腺泡或乳头亚型为主且高级别成分<20% |
| 3 | 低分化 | 任何亚型且高级别成分≥20% |

注: *高级别成分包括实体型、微乳头、筛状或复杂腺体成分(融合腺体及促结缔组织增生性间质内浸润的单个细胞)。

## 二、鳞状细胞癌

鳞状细胞癌的分类见表3.4。

表3.4　鳞状细胞癌的分类

| 鳞状细胞癌 | |
| --- | --- |
| 鳞状细胞癌前驱病变 | |
| 8070/2 | 原位鳞状细胞癌 |
| 8077/0 | 鳞状上皮轻度异型增生 |
| 8077/2 | 鳞状上皮中度异型增生 |
| 8077/2 | 鳞状上皮重度异型增生 |
| 鳞状细胞癌 | |
| 8070/3 | 鳞状细胞癌　非特指 |
| 8071/3 | 鳞状细胞癌　角化型 |
| 8072/3 | 鳞状细胞癌　非角化型 |
| 8083/3 | 基底细胞样鳞状细胞癌 |
| 8082/3 | 淋巴上皮癌 |

（一）鳞状细胞癌前驱病变

鳞状细胞癌前驱病变包含鳞状上皮不典型增生/原位鳞状细胞癌，新版对其诊断标准无任何改变,但由于WHO分类目录的调整,其目录位置由原来鳞状细胞癌子目录下的浸润前病变调整为单独目录的鳞状细胞癌前驱病变。

### (二)鳞状细胞癌

新版中鳞状细胞癌分为角化型鳞状细胞癌、非角化型鳞状细胞癌及基底细胞样鳞状细胞癌3个亚型。另一个重要的更新为淋巴上皮癌(原名淋巴上皮瘤样癌,旧版中归入其他或未分化癌目录下),新版中归入鳞状细胞癌,并认为90%以上的亚洲病例与EB病毒有关,而在欧美人群中,其与EB病毒的相关性较低。

在分子病理学上,发现鳞状细胞癌也有EGFR基因突变及ALK基因融合的可能性。肺鳞状细胞癌需要与肺原发性涎腺型肿瘤、SMARCA4缺失的未分化肿瘤、NUT癌、转移性尿路上皮癌及胸腺癌等肿瘤鉴别。

## 三、大细胞癌

肺大细胞癌被定义为一种未分化的非小细胞肺癌,其在细胞学和组织结构及免疫表型等方面缺少小细胞癌、腺癌及鳞癌的特征,且必须是手术切除标本才能作出大细胞癌的诊断。免疫组织化学和黏液染色对诊断大细胞癌是必要的。诊断大细胞癌的先决条件是肺腺癌免疫标志物(TTF-1、Napsin A)和鳞癌标志物[p40、p63(4A4)、CK5/6]及黏液染色均为阴性,诊断时需与腺癌实体亚型[TTF-1、Napsin A、黏液染色阳性;p40、p63(4A4)、CK5/6阴性]、非角化型鳞癌[TTF-1、NapsinA、黏液染色阴性;p40、p63(4A4)、CK5/6阳性]和腺鳞癌(不同区域有腺癌和鳞癌,且每一种成分要大于10%)鉴别。考虑到世界范围各国及地区经济及卫生技术水平发展不均衡,大细胞癌可能会有以下3种情况:① 大细胞癌,免疫表型为CK阳性、肺腺癌免疫标志物和鳞癌标志物及黏液染色均为阴性;② 大细胞癌,免疫表型为CK阳性、肺腺癌免疫标志物和鳞癌标志物表达结果不满意[TTF-1、Napsin A、p40、p63(4A4)、CK5/6其中之一有局灶阳性]、黏液染色为阴性;③ 大细胞癌,不能提供免疫组织化学和黏液染色结果。新版中诊断大细胞癌依然需要进行充分的鉴别诊断,且需进一步排除SMARCA4缺失的未分化肿瘤。大细胞癌预后及预测因素方面与腺癌相似,新版中强调靶向治疗相关基因突变及PD-L1表达的检测。

## 四、肉瘤样癌

新版中将肉瘤样癌分为多形性癌、肺母细胞瘤及癌肉瘤3个独立的疾病单独列出,而多形性癌、巨细胞癌及梭形细胞癌归属为多形性癌下的3个亚型。在多形性癌的鉴别诊断中,GATA3弥漫性强阳性表达更支持肉瘤样间皮瘤/促结缔组织增生型间皮瘤的诊断,含有MET14跳跃突变的患者可能从相应靶向治疗中获益。

## 五、其他上皮性肿瘤

其他上皮性肿瘤包括NUT癌、肺NUT癌与纵隔NUT癌无法鉴别。另外增加了胸部SMARCA4缺失的未分化肿瘤,SMARCA4(BRG1)是SWI/SNF染色体重塑复合体的一个亚单位。该肿瘤具有高度恶性生物学行为(中位生存时间仅4~7个月),患者通常为年轻至中年男性吸烟者。

组织学上该类肿瘤由弥漫、失黏附性、大而圆的上皮细胞组成,肿瘤细胞的细胞质丰富,空泡状核,核仁明显。细胞核相对一致,偶有轻-中度异型性,肿瘤中可局灶性出现横纹肌样细胞,小标本中不常见,同时较易出现核分裂象及坏死。罕见表现包括梭形、黏液变、硬化、肺泡样、透明细胞样变。

大部分患者无明确上皮样分化特征(如腺体、乳头、角化),但约5%的患者可出现普通的非小细胞肺癌(NSCLC)组织学特征。免疫组织化学检测大部分典型病理学表现为SMARCA4(BRG1)表达完全缺失,约有25%的病理学表现为SMARCA4染色弥漫性的染色减弱,而非完全缺失。SMARCA2(BRM)染色常伴随缺失,SMARCB1(INI1)染色未缺失。

许多病例可伴有CD34、SOX2、SALL4和Syn阳性,p53常高表达,肿瘤细胞CK表达局灶或弱阳性,通常不会弥漫性表达Claudin4、p63、TTF-1、p40和WT-1。

鉴别诊断方面,由于肿瘤分化较差,需要与淋巴瘤、NUT癌、生殖细胞肿瘤、神经内分泌癌、大细胞癌、恶性黑色素瘤及恶性间叶源性肿瘤相鉴别,同时在非小细胞肺癌患者中约有5%的患者可出现SMARCA4缺失,可通过其典型的上皮样结构(如腺体形成)及免疫组化表达情况加以鉴别。另外胸外其他脏器亦可发生SMARCA4缺失的肿瘤,需注意与其他部位的转移肿瘤相鉴别。

## 六、涎腺型肿瘤

新版肺的涎腺型肿瘤除原有的多形性腺瘤、黏液表皮样癌、腺样囊性癌、上皮-肌上皮癌外,新增肺涎腺型玻璃样变透明细胞癌,该肿瘤是一种极为少见的涎腺型低度恶性肿瘤,起源于气管、支气管黏膜下小涎腺,临床常引起阻塞性症状,肿瘤呈惰性生长,几乎不复发。该肿瘤与涎腺发生的玻璃样变透明细胞癌的组织病理学形态及分子遗传学改变相似。组织学表现为黏液、玻璃样变纤维间质的背景下浸润的瘤细胞排列成条索、小梁、巢状,瘤细胞的细胞质常呈透明或嗜酸性。瘤细胞表达上皮标记物(AE1/AE3、EMA、CK7、p63和p40等),一般不表达肌上皮标志物(S-100和SMA),亦不表达TTF-1和NapsinA。分子遗传学上主要为EWSR1-ATF1融合,少数为EWSR1-CREM。

## 七、神经内分泌肿瘤

肺神经内分泌肿瘤是一个独特的肿瘤亚群,具有特定的组织学形态、超微结构、免疫组织化学和分子遗传学特征[4-5]。新版中肺神经内分泌肿瘤的病理学诊断标准相比旧版无明显变化。因此,2021版神经内分泌肿瘤依然包括:小细胞癌、复合性小细胞癌、大细胞神经内分泌癌(large cell neuroendocrine carcinoma,LCNEC)、复合性LCNEC、不典型类癌、类癌及弥漫性特发性的神经内分泌细胞增生(作为前驱病变)。2021版小细胞癌的诊断标准与2015版基本相同[6],支持巢状、梁状、周围栅栏状排列和菊形团等在神经内分泌肿瘤中常见的组织学结构在小细胞癌中不常见。广谱CK在小细胞癌细胞中的表达特点:在核旁呈逗点样或于胞质内弥漫表达;突触素和CD56一般为弥漫强阳性,而CgA往往呈灶性或弱阳性,其中CD56最敏感。超过60%的小细胞癌CD117阳性。此外,Ki-67阳性指数也被引入,一般认为小细胞癌Ki-67阳性指数>50%,平均≥80%。建议在小活检中增加Ki-67阳性指数的检测,以防止将伴有机械性损伤的类癌过诊断为小细胞癌。小细胞癌与LCNEC最重要的鉴别点是细胞大小、核质比、核仁是否存在。LCNEC被定义为非小细胞癌伴有神经内分泌形态学特征(包括菊形团和栅栏状排列),且表达神经内分泌指标(CD56、CgA、突触素中一个指标阳性即可,但需超过10%的肿瘤细胞明确阳性)。3个常用的神经内分泌指标中,CD56的敏感性最高,但CgA、突触素的特异性更强。LCNEC常p40阴性,但p63可阳性。约70%的LCNEC表达CD117。Ki-67阳性指数一般为40%～80%。如肿瘤形态像不典型类癌,但核分裂象>10/2 mm²,仍需诊断LCNEC。10%～20%的肺鳞癌、腺癌、大细胞癌在光镜下无神经内分泌形态,但有神经内分泌免疫表型和/或电镜下的神经内分泌颗粒,建议诊断为非小细胞癌伴神经内分泌分化。这类肿瘤的预后和对化疗的反应目前尚不清楚。大细胞癌伴有神经内分泌形态,但神经内分泌指标阴性,建议诊断大细胞癌伴神经内分泌形态,归入大细胞癌。类癌和不典型类癌,分别被划为低度和中度恶性神经内分泌肿瘤,诊断标准同2015版,但类癌需≥5 mm。如肿瘤<5 mm,则归入微瘤型类癌。Ki-67阳性指数目前还无法用来鉴别典型类癌和不典型类癌,但在活检和细胞学标本中的应用可防止过诊断。弥漫性特发性的神经内分泌细胞增生诊断标准同2015版。诊断肺神经内分泌癌应注意与转移性肿瘤(尤其是胃肠道来源)鉴别。

## 八、间叶性肿瘤及异位肿瘤

新版中对间叶性肿瘤及异位肿瘤目录中部分肿瘤的位置进行了调整,如旧版中肺间叶性肿瘤目录下的炎性肌成纤维细胞瘤和滑膜肉瘤,新版中均归入胸部间叶性肿瘤章节;旧版中肺间叶性肿瘤目录下的肌上皮瘤/肌上皮癌,新版中归入肺原发涎腺型肿瘤;异位肿瘤中删除了旧版中的生殖细胞肿瘤和肺内胸腺瘤。

# 九、肺癌新辅助治疗后病理评估的进展

## （一）新辅助治疗后肺癌手术标本的取材

对大体标本进行充分细致的检查和取材是新辅助治疗后病理学评估的关键环节，是显微镜下病理反应准确评估的重要保证。因此需要病理医师在遵循常规病理标本检查规范的基础上还要了解新辅助治疗后标本的特殊性，主要涉及辨认瘤床、标本固定和取材等过程。

## （二）新辅助治疗后肺癌手术标本的病理学评估

在对所有带瘤床的切片进行阅片之后，采用半定量评估方法综合评估瘤床内的主要成分百分比，目前推荐评估3种主要成分，包括残存活肿瘤细胞、坏死和间质（间质主要为纤维组织和炎性病变），3种成分之和为百分之百。每一种成分以10%增量法记录，任何小于10%的成分记录具体百分比数值。

## （三）淋巴结病理反应的评估

使用新辅助治疗方法的重要作用之一在于消除淋巴结内的肿瘤细胞从而降低肿瘤的临床分期。非小细胞肺癌新辅助治疗后淋巴结内的病理反应与原始肿瘤类似。而在未经治疗的肺癌患者术后淋巴结中也可以出现肉芽肿、纤维化等反应性病变，这给新辅助治疗后的淋巴结病理反应的评估带来一定困难。目前，对于淋巴结病理反应评估的临床意义尚不明确。

## （四）新辅助治疗后病理分期

对于新辅助治疗反应的评估，临床上，常用基于影像学的实体肿瘤疗效评价标准（response evaluation criteria in solid tumors，RECIST）评分法。而经研究发现，病理学评估与RECIST评分结果存在差异，主要表现为：部分经RECIST评分为进展或稳定的病例，而经病理学评估为部分缓解甚至完全缓解，这为疗效和预后判断带来困难。病理学评估能够较准确地反映临床疗效，是新辅助治疗后疗效评估的重要方法。但经过新辅助治疗后的病灶内，存在大量的坏死、纤维化或疤痕化病灶，给常规病理评估带来了巨大的挑战。

非小细胞肺癌新辅助治疗后的病理分期采用美国癌症联合会（AJCC）第8版TNM分期系统。

（1）T分期中肿瘤的大小应调整为残存肿瘤的大小，如大体评估时残存肿瘤可测量，则直接测量肿瘤大小。新辅助治疗后残存肿瘤在瘤床内常呈散在多灶分布，周围围绕以坏死及纤维化的间质，这种情况下残存肿瘤的大小（ypT）＝残存活肿瘤细胞百分比×瘤床的最大径。按照第8版TNM分期标准T分期需去除肿瘤中贴壁生长的成分。对于T分期中胸膜侵犯需根据侵犯部位有无活肿瘤细胞来评估，如只见坏死纤维化等治疗反应而无活肿瘤细胞存在，应视为PL0。

（2）N分期需根据淋巴结内有无肿瘤细胞归入相应N分期中,新辅助治疗后,可能会出现原始瘤床内无肿瘤细胞残存,而淋巴结内可见肿瘤细胞的情况,即ypT0N1~3,国际肺癌研究协会推荐的临床分期方法ypN0为0期,ypN1为ⅡB期,ypN2为ⅢA期。

## 参考文献

［1］　WHO Classification of Tumors Editorial Board. WHO classification of tumors: Thoracic Tumors［M］. 5th ed. Lyon: IARC Press, 2021.

［2］　William D T, Elisabeth B, Allen P B, et al. WHO classification of tumors of the lung, pleura, thymus and heart［M］. 4th ed. Lyon: IARC Press, 2015: 1-151.

［3］　Goldstraw P, Chansky K, Crowley J, et al. The IASLC lung cancer staging project: proposals for revision of the TNM stage groupings in the forthcoming（eighth）edition of the TNM classification for lung cancer［J］. J. Thorac. Oncol., 2016, 11（1）: 39-51.

［4］　George J, Lim J S, Jang S J, et al. Comprehensive genomic profiles of small cell lung cancer［J］. Nature, 2015, 524（7563）: 47-53.

［5］　Rekhtman N, Pietanza M C, Hellmann M D, et al. Next-generation sequencing of pulmonary large cell neuroendocrine carcinoma reveals small cell carcinoma-like and non-small cell carcinoma-like subset［J］. Clin. Cancer Res., 2016, 22（14）: 3618-3629.

［6］　Travis W D, Brambilla E, Nicholson A G, et al. The 2015 World Health Organization classification of lung tumors: impact of genetic, clinical and radiologic advances since the 2004 classification［J］. J. Thorac. Oncol., 2015, 10（9）: 1243-1260.

# 第四章　肺癌分期新进展

恶性肿瘤TNM分期系统是进行肿瘤诊断、治疗及临床研究的"国际语言"，一个理想的TNM分期系统应能够正确地反映患者病情，准确地判断预后。TNM分期系统是基于Tumor(肿瘤)、Lymph Node(淋巴结)及Metastasis(远处转移)三个维度对肿瘤病情给予评价。使用罗马数字Ⅰ、Ⅱ、Ⅲ和Ⅳ描述肺癌的分期。Ⅰ期为早期癌症，Ⅳ期为已经扩散至身体其他部位(如骨)的晚期癌症。TNM分期系统最初是由法国的Pierre Denoix在1943～1952年建立起来的，肺癌的第一版TNM分类是由国际抗癌联盟(Union for International Cancer Control，UICC)的前身在1966年引入的。1973年，在UICC提出方案后不久，美国癌症联合委员会(American Joint Committee on Cancer，AJCC)的前身，提出了新的数据驱动的TNM定义和引入了分期分组。这次发表的AJCC分期系统主要是基于来自MD安德森(Anderson)癌症中心的2155例手术切除的肺癌标本，其中包括德克萨斯患者至少4年的随访数据。虽然这版TNM分组的分析病例很少，并且没有对所提出的分期进行验证，但这一数据驱动的分期系统代表了非小细胞肺癌分期的重大进展，并为目前的分期系统奠定了框架。

此后UICC和AJCC采纳了TNM系统来帮助临床医生制订治疗计划、指导预后、协助治疗的评估，为多地区的国际交流提供统一的标准。其间，不同时期肺癌不同组织学类型的患病率发生了变化，影像学(CT/MRI/PET-CT等)的重大进步极大地改变了肺癌诊断和分期的方式，新的化疗方案和放疗逐步发展，而不是仅限于一开始的外科治疗手段。因此诊断、治疗、生存率等数据不断地在这一体系下更新。

经多次迭代后，国际肺癌研究协会(IASLC)在2009年发布第7版UICC/AJCC版本的TNM分期。随着对疾病的逐步认识，IASLC进一步收集和分析由回顾性和前瞻性病例组成的综合数据库，于2017年全球范围内公布并使用第8版TNM分期[1-2]。该数据库共包含从16个国家35个癌症中心采集的77156例肺癌患者队列(70967例非小细胞肺癌和6189例小细胞肺癌)[3-4]，这些患者在1999～2010年确诊并接受手术治疗或联合方式治疗。这使得第8版TNM分组更科学、详尽。

IASLC肺癌分期项目，是前所未有的国际性合作来修改分期系统，以反映全球患者人群所有的治疗方式和目前的生存情况。IASLC分期系统代表着准确而科学进行肺癌分期的一个里程碑，因为这一系统进行了广泛的内部和外部多学科中心验证，使得T、N、M分期和分组不断更新，为了更好地反映最新的生存数据，指导最新的多学科规范化治疗，以不断提高肺癌的诊疗水平。

下面我们分析一下第8版T、N、M分期的具体定义及其变迁的相关进展。

# 一、T 分期

T 分期是三个分期中最复杂的,其中肿瘤的"大小""位置"和"浸润范围"三个维度共同决定 T 分期。满足三个维度中任意一个,即可定义为该 T 分期。第 8 版肺癌的 T 分期见表 4.1。

表 4.1　肺癌的 T 分期

| T 的分期 | 大小 | 位置 | 浸润范围 |
| --- | --- | --- | --- |
| Tx | 原发肿瘤不能评价:或痰、支气管灌洗液找到肿瘤细胞,但影像学或支气管镜没有可视肿瘤 | | |
| T0 | 找不到原发病灶 | | |
| Tis | 原位癌,癌症只限于气道通路的内层细胞。没有扩散到其他肺组织 | | |
| T1 | T1a≤1 cm<br>1 cm<T1b≤2 cm<br>2 cm<T1c≤3 cm | T1a SS:叶支气管(未达主气管) | T1a(mi):微浸润腺癌 |
| T2 | 3 cm<T2a≤4 cm<br>4 cm<T2b≤7 cm | T2 Centr:主支气管(未达隆突):肺不张(未超过肺门) | T2 Visc P1:侵犯脏层胸膜 |
| T3 | 5 cm<T3≤7 cm | T3 Satell:同一叶 2 个及以上结节 | T3 Inv:侵犯胸壁、心包、膈神经 |
| T4 | 7 cm<T4 | T4 Ipsi Nod:同肺不同叶 2 个及以上结节 | T4 Inv:侵犯膈肌、纵隔、气管、食管、心脏、大血管、隆突、脊柱、喉返神经 |

注:在进行临床分期时,T1a SS、T1a(mi)与 T1a 一致,T2 Centr、T2 Visc P1 与 T2a 一致,T3 Satell、T3 Inv 与 T3 一致,T4 Ipsi Nod、T4 Inv 与 T4 一致。

第 8 版对其中 T 分期改动最大[5],对之前的版本作出了以下调整:① 第 7 版中 T1 分为 T1a 和 T1b,新版(第 8 版)中增加了 T1c,将 T1 分为 T1a、T1b、T1c;② 新版中 T2 将旧版(第 7 版)的 T2a(3 cm<肿瘤最大径≤5 cm)分为 T2a 和 T2b;③ 重新分类,新版中将 5 cm<肿瘤最大径≤7 cm 的肿瘤定义为 T3(旧版为 T2b);④ 重新分类,新版中将最大径>7 cm 的肿瘤定义为 T4(旧版为 T3);⑤ 新版将支气管受累距隆突<2 cm 但不侵犯隆突、伴有部分肺不张或阻塞性肺炎归为 T2;⑥ 新版将侵犯膈肌定义为 T4;⑦ 新版中删除了纵隔胸膜受侵这一 T 分期术语。

在新版中,根据肿瘤大小进一步细化≤3 cm(旧版 T1)和>3 cm(旧版 T2)肿瘤的分期。生存分析显示肿瘤直径从 1~5 cm 每增加 1 cm,各组的生存期有明显差异。进一步证实肿瘤直径越大,预后越差。尽管 3 cm 仍然作为 T1 和 T2 期肿瘤的界限值,但进一步分析发现肿瘤最大径≤2 cm 的患者生存明显优于肿瘤最大径>2 cm 的患者,肿瘤最大径≤1 cm 的患者预后优于肿瘤最大径>1 cm 的患者。

在旧版分期中,侵犯主支气管且距隆突≥2 cm,归为 T2,距隆突<2 cm 未侵犯隆突定义为 T3;而在新版分期数据分析得出,支气管腔内肿瘤距离隆突≥2 cm 或<2 cm 预后相似。

于是,新版分期将侵犯主支气管肿瘤,只要未侵及隆突,不论距离隆突大小,均归于T2。

对于阻塞性肺炎或肺不张,在第7版TNM分期中,将支气管腔内肿瘤导致的部分肺不张或阻塞性肺炎定义为T2,若导致全肺不张则为T3,而新版分期研究发现全肺不张患者的生存要优于其他T3患者,但是样本量比较少,需要扩大样本量进一步验证。在新版分期制定过程中,对于阻塞性肺炎或肺不张存在一定的争议,有学者提出将阻塞性肺炎和肺不张从T分期因素中删除。主要原因是由于术后肺标本的萎缩,病理科医师很难观察到肺不张,所以这一因素很难应用于术后TNM分期中。但是对于不能手术的患者,在没有做PET-CT或气管镜检查的情况下,阻塞性肺炎或肺不张这一因素是确定T分期的唯一手段。

在第8版T分期中,将脏层胸膜受侵(visceral pleura invasion,VPI)分为PL0(肿瘤位于胸膜下肺实质内或侵犯胸膜弹性层下的胸膜连接组织)、PL1(肿瘤侵犯超过脏层胸膜弹性层)和PL2(肿瘤侵及脏层胸膜表面)。生存分析显示:PL1和PL2患者预后均好于PL0患者,PL2患者生存期长于PL1患者。进一步分析得出,肿瘤最大径超过4 cm同时伴有VPI的患者与肿瘤最大径超过5 cm无VPI的患者预后相似;同样肿瘤最大径超过5 cm伴VPI的患者预后亦相似。但是VPI是个病理描述指标,在临床分期中评价起来比较困难,需要胸腔镜检查或外科切除活检才能确认,这些手段并非常规或治疗所必需,因此,虽然IASLC分期委员会认识到VPI是很重要的预后指标,仍然保留其在T2。同样,对于纵隔胸膜浸润,临床评价困难,而且仅纵隔胸膜受侵时患者通常无疼痛等症状,当出现相关症状时,往往肿瘤已侵犯纵隔内组织或器官,达到T4,而且在术后病理中,很少有患者仅有纵隔胸膜受侵,而无纵隔组织或器官受累,鉴于上述原因,在新版分期中删除了"纵隔胸膜"这一术语。

关于膈肌侵犯在T分期中的作用,研究发现膈肌受侵患者生存要比其他T3患者差,而类似于T4患者,故在新版分期修订稿中建议将浸润膈肌划归为T4。

## 二、N分期

N分期表示淋巴结转移区域。肺癌淋巴结共分为14站,其中第1站锁骨上区淋巴结单独为一个区域;2~9站淋巴结(包括上纵隔区淋巴结、主动脉肺动脉区淋巴结、下纵隔区淋巴结)主要位于中央,为一个区域;10~14站淋巴结主要位于肺周及肺门,为一个区域。

(1) 未发生淋巴结转移时,归为N0。

(2) 对于同侧支气管周围淋巴结和(或)同侧肺门淋巴结和肺内淋巴结转移,包括原发肿瘤的直接侵犯者,归为N1,通常受累淋巴结主要位于肿瘤周围(即同侧10~14站)。

(3) 对于同侧纵隔和(或)隆嵴下淋巴结转移者,归为N2,通常受累淋巴结主要位于中央区域(即2~9站)。

(4) 对于对侧纵隔、对侧肺门淋巴结,同侧或对侧斜角肌或锁骨上淋巴结转移者,归为N3,通常受累淋巴结主要位于对侧或锁骨上区淋巴结。

第8版TNM分期仍继续使用第7版N分期方法,根据淋巴结的转移部位进行分期[6],如表4.2所示。与其他类型肿瘤(如胃肠道肿瘤、乳腺癌、肾癌等)根据淋巴结转移数目进行N分期不同,从第6、7版至现在的第8版,肺癌的N分期一直延续同一个原则:基于淋巴结转移部位而不是淋巴结转移数目来决定 N 分期。

表 4.2　第 8 版肺癌的 N 分期

| | | |
|---|---|---|
| 锁骨上区淋巴结(1组) | | |
| 1 | 锁骨上淋巴结 | 包括下颈部、锁骨上和胸骨颈静脉切迹淋巴结 |
| 上纵隔区淋巴结2~4(6组) | | |
| 2R | 右上气管旁 | 上界:胸骨柄上缘,下界:无名静脉尾端与气管交叉点的横截面 |
| 2L | 左上气管旁淋巴结 | 上界:胸骨柄上缘,下界:主动脉弓上界 |
| 3A | 血管前淋巴结 | 不与气管紧邻,位于血管的前面 |
| 3P | 气管后淋巴结 | 不与气管紧邻,位于食管后、脊椎前 |
| 4R | 右下气管旁淋巴结 | 从无名静脉尾端与气管交叉点的横截面到奇静脉的下界 |
| 4L | 左下气管旁淋巴结 | 包括所有位于肺动脉韧带内侧的气管旁淋巴结,从主动脉弓的上缘至左主肺动脉的上缘 |
| AP区(主动脉肺动脉区)淋巴结5~6(2组) | | |
| 5 | 主动脉弓下淋巴结 | 位于肺动脉韧带外侧或主动脉外侧或左肺动脉外侧,处于左肺动脉动第一分支的近端 |
| 6 | 主动脉旁淋巴结 | 位于升主动脉和主动脉弓的侧前方、主动脉弓上下缘之间 |
| 下纵隔区淋巴结7~9(3组) | | |
| 7 | 隆突下淋巴结 | 位于气管隆突末端。右侧延伸至右肺中叶支气管下缘末端,左侧延伸至左肺下叶支气管上缘末端 |
| 8 | 食管旁淋巴结 | 位于隆突下淋巴结之下,直至膈肌 |
| 9 | 下肺韧带淋巴结 | 位于肺韧带之间淋巴结,包括下肺静脉下段和后壁的淋巴结 |
| N1淋巴结10~14(5组) | | |
| 10 | 肺门淋巴结 | 近端肺叶淋巴结,包括所有主支气管和肺门血管旁的淋巴结 |
| 11~14 | 肺内淋巴结 | 11:叶间淋巴结;12:叶内淋巴结;13:段淋巴结;14:亚段淋巴结 |

本次分期更新提出了转移淋巴结的位置、nN(单站与多站)、存在和不存在跳跃式淋巴结转移等因素更有利于准确判断预后,根据这些因素进一步分类是否纳入修订的 TNM 分期系统需要前瞻性研究数据,另外 IASLC 委员会建议 IASLC 淋巴结分布图和解剖定义应该用区域淋巴结进行描述。

新分期中将纳入的有完整术后病理资料的患者进行了进一步分层分析,根据转移淋巴结的位置,将原来 N1 分为 N1a(单站)和 N1b(多站);N2 分为 N2a1(无 N1 转移,直接跳跃到单站的 N2 淋巴结),N2a2(有 N1 淋巴结受累,同时发生单站 N2 淋巴结转移)和 N2b(多站 N2 淋巴结受累);N3 未作修改。研究者分析了 38910 例采用临床分期(cN)的患者和 26326 例有完整病理分期(pN)的术后患者数据,发现不同 N 分期的患者组间 5 年生存率比较均存在统计学差异($p < 0.0001$),同时研究发现,在术后患者中,无论是 R0 还是 R1 切除的患者,N 分期均与预后相关(R0: pN0 vs. pN1, $p < 0.0001$; pN1 vs. pN2, $p < 0.0001$; pN2 vs. pN3, $p =$

0.0012;任何 R 状态:pN0 vs. pN1,$p<0.0001$;pN1 vs. pN2,$p<0.0001$;pN2 vs. pN3,$p<0.0001$)。

本次分期研究还将术后淋巴结转移的区域数目和转移方式作为分层因素进行了分析,将原来 N1 分为 N1a(单站)和 N1b(多站),N2 分为 N2a1(无 N1 转移,直接跳跃到单站的 N2 淋巴结)、N2a2(有 N1 淋巴结受累,同时发生单站 N2 淋巴结转移)和 N2b(多站 N2 淋巴结受累)。研究发现,无论是否 R0 切除,pN1a 与 pN1b、pN2a 与 pN2b 生存率比较差异均有统计学意义。但 pN1b 与 pN2a 生存率比较差异无统计学意义。进一步分层分析显示 pN2a1 与 pN2a2、pN2a2 与 pN2b 生存率比较差异也有统计学意义,而 pN1b 与 pN2a1 生存率比较差异无统计学意义,提示 pN2a1(跳跃式单站 N2 淋巴结转移,无 N1 受累)患者预后与多站的 N1 淋巴结转移患者预后相似。

同时,本次研究还根据地域因素进行了分析,发现患者 5 年生存率存在地域性差异,尤其是 pN0 和 pN1 患者。在 pN0 患者中,亚洲患者预后最好,5 年生存率达 79%;北美洲和南美洲次之,为 67%;澳大利亚为 58%;而欧洲患者预后最差,5 年生存率为 54%,与亚洲患者相差 25%。pN1 患者也有同样的趋势,亚洲患者 5 年生存率为 54%,北美洲和南美洲为 48%,澳大利亚为 41%,欧洲为 34%,但这种地域性差异随着 pN 分期升级而逐步减小。本系统 N 分期数据中,cN 数据中的 59.1% 和 pN 数据中的 74.7% 均来源于亚洲国家日本。cN 数据中的 3.6% 和 pN 数据中的 8.7% 来自北美洲和南美洲。这一差异是否与亚洲患者的特殊基因状态(如 EGFR 突变、KRAS 突变等)相关,还需前瞻性的研究证实。

# 三、M 分期

M 分期表示远处扩散转移。其中 M0 是没有远处扩散;M1 是癌症已经扩散到一个或者多个远处部位。M1 又分为 M1a、M1b 和 M1c。

(1) M1a 局限于胸腔内,胸膜播散(恶性胸腔积液、心包积液或胸膜结节)以及对侧肺叶出现癌结节归为 M1a。

(2) 远处器官单发转移灶为 M1b。

(3) 多个或单个器官多处转移为 M1c。

第 8 版肺癌 TNM 分期分组见表 4.3。

第 8 版中根据预后不同将患者分为 M1a 和 M1b,数据显示 M1a(恶性胸腔积液或对侧肺内结节)中位生存期为 11.5 个月。而第 8 版 TNM 新分期中,将 M1 分为 M1a、M1b 和 M1c[7]。

近年来,越来越多的研究者提出"寡转移"的概念,在各项研究中,寡转移定义不尽相同。Hellman 等在 1995 年提出了"寡转移"的概念,认为寡转移是一种介于局部原发肿瘤与广泛转移肿瘤的中间状态。在肿瘤转移进程的早期,由于肿瘤的侵袭性和转移能力较弱,所以转移灶局限在个别的器官,表现为有限的数量。尽管寡转移概念提出距今已有 20 余年,但是,对于有限器官和有限数目一直缺乏一个确切的定义。在研究初期,部分学者将寡转移定义为 1~2 个器官中不超过 5 个转移灶。但近年来越来越多的学者倾向于将其定义更改为单个器官不超过 3 个转移灶。在第 8 版 TNM 分期中,对于发生远处转移的患者,由于单个器官中单个转移灶患者的预后明显不同于多个转移灶的患者,因此,将这类情况定义为一个特殊的分期,即M1b期。旧版分期中的M1a患者预后相似,中位生存时间均为11.4个月,但却明显优于广泛转移(M1c)的患者。另外,孤立性肺外转移的患者预后明显优于单一器官多发转移或多器官转移患者(M1c)。并且,新分期特别强调了局部治疗手段(例如手术切除、立体定向放疗等)在肺癌寡转移治疗中的优势地位。

表4.3　第8版肺癌TNM分期分组

| | | N0 | N1 | N2 | N3 |
|---|---|---|---|---|---|
| **T1/M0** | T1a | ⅠA1 | ⅢB | ⅢA | ⅢB |
| | T1b | ⅠA2 | | | |
| | T1c | ⅠA3 | | | |
| **T2/M0** | T2a | ⅠB | | | |
| | T2b | ⅡA | | | |
| **T3/M0** | | ⅡB | ⅢA | ⅢB | ⅢC |
| **T4/M0** | | ⅢA | | | |
| **M1**(无论T和N情况如何) | M1a | ⅣA | | | |
| | M1b | | | | |
| | M1c | ⅣB | | | |

通常NSCLC寡转移分为同时性转移和异时性转移。同时性转移是指诊断肺原发肿瘤的同时发现有寡转移灶或者确诊原发灶之前已出现了其余脏器的寡转移情况,或者在原发灶治疗不久合并出现的寡转移情况,通常以6个月为界限;异时性转移是指肺部原发病灶经规范治疗一段时间才出现其余部位转移的情况。不同研究对同时性转移和异时性转移的时间界限的定义可能略有不同,但绝大多数研究显示,相比于异时性转移,NSCLC合并同时性寡转移可能提示肿瘤的生物侵袭恶性更强,所处的肿瘤进程更晚,预后也相对更差。

同时,IASLC呼吁,为了今后更准确地记录和分析M因素,建议研究者记录以下信息:① 转移灶的数目;② 每个转移灶的最大径;③ 转移器官的数目。方便以后的研究更好地分析M因素和寡转移对肺癌患者预后的影响。

## 四、多原发性肺癌TNM分期进展

多原发性肺癌(multiple primary lung cancer,MPLC)是指在同一个体同侧或双侧肺内不同部位,同时或先后发生两个或两个以上的原发性恶性肿瘤。以诊断时间间隔6个月为界,将其分为同时MPLC(synchronous MPLC,sMPLC)和异时MPLC(metachronous MPLC,mMPLC)。多原发性肺癌作为一种特殊类型的肺癌,既往在临床上是少见的;近年来,随着CT的应用普及,居民寿命的延长及肺癌治疗手段的进展,MPLC越来越普遍且具有挑战性。目前MPLC的TNM分期进展总结如下:

国际肺癌研究协会（IASLC）的第8版指南,将肺部多发结节分为4种情况,分别制订了分期标准,并将第二原发肺癌和多灶性GGN严格归类于MPLC范畴[8-11]。对于组织病理学确诊的第二原发肺癌患者,无论是同时性还是异时性,均应根据每一个肺癌结节情况分别划定TNM分期。

（1）若术后组织病理学检查结果提示为肿瘤肺内转移,则根据结节相对于主病灶的位置,判断该结节的分期属于T3（同侧肺叶）或T4（同侧肺不同肺叶）或M1a（对侧肺）。

（2）对于CT检查表现为多灶性GGN的肺癌患者,多为伏壁型腺癌、MIA或AIS,T分期则以肿瘤的最大结节作为分期依据,随后在括号内标注GGN的个数（用"m"或"#"表示）,并综合评估各结节的N和M分期。

（3）对于肺炎型肺癌（pneumonic type lung cancer）,影像学检查多表现为磨玻璃斑片影伴实变,则根据肿瘤病灶大小或肿瘤在肺部的浸润情况进行分期,T3表示肿瘤为同一侧肺叶浸润,T4表示为同侧肺不同肺叶浸润,M1a表示为双侧肺浸润;若肿瘤为双侧肺浸润时,T分期则以肿瘤大小或同侧浸润的最大肿瘤作为分期依据。

（4）由于结节的实性成分与肿瘤病灶的病理浸润程度相关,因此,IASLC的第8版指南制订的新分期,根据结节实性成分的大小评估患者的肿瘤T分期,即肿瘤的临床T分期主要以CT检查显示的结节实性成分的直径作为分期依据,病理T分期则以结节浸润成分的大小作为分期依据[12]。

# 五、新辅助治疗后TNM分期进展

肺癌新辅助治疗后的病理分期仍采用第8版TNM分期系统,但需要注意以下几点内容[13]:

## （一）T分期（残存肿瘤的大小）

如大体评估时残存肿瘤可测量,则直接测量肿瘤大小。如残存肿瘤在瘤床内呈散在多灶分布,周围围绕以坏死及纤维化的间质,则残存肿瘤的大小（ypT）＝残存活肿瘤细胞百分比×瘤床的最大径。另外,需去除肿瘤中贴壁生长的成分。对于胸膜侵犯者,如侵犯部位只见坏死纤维化等治疗反应而无活肿瘤细胞存在,则应视为PL0。

## （二）N分期（淋巴结内有无肿瘤细胞）

NSCLC新辅助治疗后可能会出现原始瘤床内无肿瘤细胞残存,而淋巴结内可见肿瘤细胞的情况,即ypT0N1～3,国际肺癌研究协会推荐的临床分期方法ypN0为0期,ypN1为ⅡB期,ypN2为ⅢA期。值得注意的是,这种分期方式临床意义尚不明确。

# 六、目前 TNM 分期的不足及展望

### （一）入选人群的代表性

第8版肺癌 TNM 分期虽然增加了亚洲病例的比例，但主要来自日本，中国作为肺癌大国，病例数较少，而且主要为上海和广东病例，不具有代表性。另外，虽然首次将南美洲病例纳入研究，但仍然缺乏来自非洲、俄罗斯及印度的病例。因为不同地域的肺癌病例生物学行为存在差异，对治疗的反应不一样，因此预后也不同。所以在将来的分期研究中病例要有人群的代表性。

### （二）数据收集的前瞻性

第8版肺癌 TNM 分期的数据库主要来自 IASLC 数据库，属于回顾性病例。将来的分期研究中需要增加病例的前瞻性研究，进一步确认新版分期的可行性。

### （三）评价标准的统一性

入组资料中淋巴结转移状态评价需要进一步统一和标化。根据 TNM 标准，术中至少清理6枚淋巴结（N1和N2淋巴结各3枚），这是诊断 N0 的最低标准。

### （四）分期手段的多样性

薄层高分辨 CT、PET-CT、纵隔镜、支气管内超声引导针吸活检（EBUS TBNA）、电磁导航支气管镜等的广泛应用使肺癌的形态学分期越来越精确化，但是在将来的分期研究中应该对微转移的问题进一步研究，如液体活检，检测包括循环肿瘤细胞（CTC）、循环肿瘤 DNA（ctDNA）、循环游离 DNA（cfDNA）。

### （五）生物特征的精确性

在过去的几十年里，由于基因分析和分子诊断技术的不断发展，基于基因特征的肺癌分期研究也相继开展。但是目前已知驱动基因（EGFR、KRAS、ALK 及 ROS1 等）的非小细胞肺癌比例不足50％，随着二代测序（NGS）等检测技术的推广运用，可以发现更多未知突变基因。在将来的分期研究中，肺癌的驱动基因突变状态和程序性死亡受体-配体（PD-L1）表达水平等生物学特征应该有所体现，即肿瘤的生物学行为将应用于基于形态学为特征的肺癌分期系统，逐步过渡到成熟的肺癌形态——生物分期系统。

总之，第8版肺癌 TNM 分期最主要的变更内容是对 T 分期和 M 分期的改变，与第7版肺癌 TNM 分期相比能更好地反映不同分期肺癌患者的预后。但是肺癌分期必将由基于形态学为特征的肺癌分期系统，逐步过渡到肺癌形态——生物分期系统。相信未来通过全球化合作，能立足于解剖学分期，融合分子生物学信息、环境因素等，建立起更精确、标准更统一、数据分布更合理的新的分期系统。

## 参考文献

［1］ Goldstraw P, Chansky K, Crowley J, et al. The IASLC Lung Cancer Staging Project: Proposals for Revision of the TNM Stage Groupings in the Forth coming (Eighth) Edition of the TNM Classification for Lung Cancer [J]. Journal of Thoracic Oncology: official publication of the International Association for the Study of Lung Cancer, 2016, 11(1): 39-51.

［2］ Nicholson A G, Chansky K, Crowley J, et al. The International Association for the Study of Lung Cancer Lung Cancer Staging Project: Proposals for the Revision of the Clinical and Pathologic Staging of Small Cell Lung Cancer in the Forth coming Eighth Edition of the TNM Classification for Lung Cancer [J]. Journal of Thoracic Oncology: Official Publication of the International Association for the Study of Lung Cancer, 2016, 11(3): 300-311.

［3］ Detterbeck F C, Chansky K, Groome P, et al. The IASLC Lung Cancer Staging Project: Methodology and Validation Used in the Development of Proposals for Revision of the Stage Classification of NSCLC in the Forth coming (Eighth) Edition of the TNM Classification of Lung Cancer [J]. Journal of Thoracic Oncology, 2016, 11(9): 1433-1446.

［4］ Rami-Porta R, Bolejack V, Giroux D J, et al. The IASLC lung cancer staging project: the new database to inform the eighth edition of the TNM classification of lung cancer [J]. Journal of Thoracic Oncology: official publication of the International Association for the Study of Lung Cancer, 2014, 9(11):1618-1624.

［5］ Rami-Porta R, Bolejack V, Crowley J, et al. The IASLC Lung Cancer Staging Project: Proposals for the Revisions of the T Descriptors in the Forth coming Eighth Edition of the TNM Classification for Lung Cancer [J]. Journal of Thoracic Oncology: Official publication of the International Association for the Study of Lung Cancer, 2015, 10(7): 990-1003.

［6］ Asamura H, Chansky K, Crowley J, et al. The International Association for the Study of Lung Cancer Lung Cancer Staging Project: Proposals for the Revision of the N Descriptors in the Forthcoming 8th Edition of the TNM Classification for Lung Cancer [J]. Journal of Thoracic Oncology: Official publication of the International Association for the Study of Lung Cancer, 2015, 10(12): 1675-1684.

［7］ Eberhardt W E, Mitchell A, Crowley J, et al. The IASLC Lung Cancer Staging Project: Proposals for the Revision of the M Descriptors in the Forth coming Eighth Edition of the TNM Classification of Lung Cancer [J]. Journal of Thoracic Oncology: Official Publication of the International Association for the Study of Lung Cancer, 2015, 10(11): 1515-1522.

［8］ Detterbeck F C, Bolejack V, Arenberg D A, et al. The IASLC Lung Cancer Staging Project: Background Data and Proposals for the Classification of Lung Cancer with Separate Tumor Nodules in the Forth coming Eighth Edition of the TNM Classification for Lung Cancer [J]. Journal of Thoracic Oncology: Official Publication of the International Association for the Study of Lung Cancer, 2016, 11(5): 681-692.

［9］ Detterbeck F C, Franklin W A, Nicholson A G, et al. The IASLC Lung Cancer Staging Project: Background Data and Proposed Criteria to Distinguish Separate Primary Lung Cancers from Metastatic Foci in Patients with Two Lung Tumors in the Forth coming Eighth Edition of the TNM Classification for Lung Cancer [J]. Journal of Thoracic Oncology: Official Publication of the International Association for the Study of Lung Cancer, 2016, 11(5): 651-665.

［10］ Detterbeck F C, Marom E M, Arenberg D A, et al. The IASLC Lung Cancer Staging Project: Background Data and Proposals for the Application of TNM Staging Rules to Lung Cancer Presenting as Multiple Nodules with Ground Glass or Lepidic Features or a Pneumonic Type of Involvement in the Forth coming Eighth Edition of the TNM Classification [J]. Journal of Thoracic Oncology: Official Publication of the International Association for the Study of Lung Cancer, 2016, 11(5):666-680.

[11] Detterbeck F C, Nicholson A G, Franklin W A, et al. The IASLC Lung Cancer Staging Project: Summary of Proposals for Revisions of the Classification of Lung Cancers with Multiple Pulmonary Sites of Involvement in the Forth coming Eighth Edition of the TNM Classification [J]. Journal of Thoracic Oncology: Official Publication of the International Association for the Study of Lung Cancer, 2016, 11(5): 639-650.

[12] Travis W D, Asamura H, Bankier A A, et al. The IASLC Lung Cancer Staging Project: Proposals for Coding T Categories for Subsolid Nodules and Assessment of Tumor Size in Part-Solid Tumors in the Forth coming Eighth Edition of the TNM Classification of Lung Cancer [J]. Journal of Thoracic Oncology: Official Publication of the International Association for the Study of Lung Cancer, 2016, 11(8): 1204-1223.

[13] Travis W D, Dacic S, Wistuba I, et al. IASLC Multidisciplinary Recommendations for Pathologic Assessment of Lung Cancer Resection Specimens After Neoadjuvant Therapy [J]. J. Thorac. Oncol., 2020, 15(5):709-740.

# 第五章 肺癌免疫微环境及免疫治疗疗效的预测

肺癌在我国的发病率和死亡率居所有恶性肿瘤的首位[1-3]。按照组织学类型肺癌可以分为小细胞肺癌（SCLC）和非小细胞肺癌（NSCLC），其中 NSCLC 占较大部分比例，约为85%[4-5]。近年来研究发现肿瘤免疫微环境在肺癌的发生、发展及预后中均发挥了重要作用[6]。通过研究肺癌的免疫微环境、了解宿主免疫细胞与肿瘤细胞之间相互作用的机制，免疫疗法得以被引入并逐渐发展为目前医生和患者广为接受的治疗方式，被纳入了驱动基因阴性的晚期肺癌患者的一线治疗，彻底改变了肺癌的治疗格局。无论是与化疗联合使用，还是作为单药治疗，免疫治疗显著延长了晚期患者的总生存期[7]。随着免疫微环境中各类细胞功能被揭示及对相互作用机制认识的加深，将会有更多的肺癌患者从免疫治疗中获益[8]。

## 一、肺癌免疫微环境

肺癌的肿瘤微环境（TME）主要由各类细胞和细胞外基质组成。其中细胞包括肿瘤细胞、血管内皮细胞、肿瘤相关的成纤维细胞以及浸润的免疫细胞[9]。肿瘤微环境中的免疫细胞主要分为髓系细胞和淋巴细胞两大类，其中一半以上的肺癌浸润免疫细胞由 T 细胞和 B 细胞组成，其余细胞由肿瘤相关巨噬细胞和少量浸润树突状细胞及自然杀伤细胞组成[10-11]。它们和肿瘤细胞之间的动态相互作用决定了肿瘤的免疫状态，并能促进或抑制肿瘤对免疫治疗的应答。

### （一）髓系细胞

#### 1. 肿瘤相关巨噬细胞 TAMs

髓系细胞主要由 TAMs 和中性粒细胞构成。TAMs 根据功能及炎症因子分泌水平分为M1 型和 M2 型巨噬细胞两个亚群。经典激活的 M1 表型主要由 IFN-γ 或脂多糖（LPS）激活并分泌高水平的 IL-12 和较低水平的 IL-10，其主要作用在于吞噬、细胞毒性和抗原呈递，以及促炎细胞因子（例如 TNFα、IL-1β、IL-6）的分泌[12-13]。而 M2 表型通过旁路激活，可以抑制CD8+T 细胞活化并促进调节性 T（Treg）细胞的募集，有助于肿瘤免疫逃逸[14]。M2 表型巨噬细胞主要通过响应 Th2 衍生的 IL-4 和 IL-13 而扩增，通过表达抗炎细胞因子（例如 IL-10、CCL22、CCL18）和低水平的 IL-12，从而发挥抗炎、血管生成和促肿瘤作用[12]。一些研究已证明肿瘤细胞衍生的巨噬细胞集落刺激因子（M-CSF）可以通过结合 CSF1 受体（CSF1-R）促进 M2 极化，而通过抑制 M2 型 TAMs 的活性并调节巨噬细胞向 M1 型极化可以增强对免疫检查点抑制剂(ICIs)的应答[15]。

**2. 中性粒细胞**

中性粒细胞作用较为复杂,它们可以通过分泌细胞因子[白细胞介素-1β(interleukin-1β,IL-1β)和IL-6]来影响肿瘤的进展。既可增加血管生成以促进肿瘤的生长转移,也可通过分泌抗瘤因子及细胞毒性分子抑制肿瘤进展[16]。在非小细胞肺癌患者中中性粒细胞在免疫领域占主导地位,最近的一项研究确定了一个独特的肿瘤浸润中性粒细胞亚群,它们表达中性粒细胞和抗原呈递细胞(APC)的标志物,使这种细胞类型能够交叉呈递抗原,并增强抗肿瘤T细胞反应[17]。

**3. 自然杀伤(NK)细胞和树突状细胞(DC)**

NK细胞和DC细胞在肿瘤免疫中也发挥了一定作用。一方面,NK细胞可以通过直接将肿瘤细胞识别作为靶标介导肿瘤细胞的破坏[18],而DC则是抗肿瘤免疫的中枢协调者,通过它们可以将肿瘤抗原交叉呈递给淋巴结中的T淋巴细胞从而诱导免疫反应[19]。另一方面,除了肿瘤免疫外,DCs上调了共抑制性分子B7-H3(也称为CD276),导致T细胞无法被激活。未成熟的DCs通过产生转化生长因子β(TGFβ)诱导CD4$^+$T细胞分化为CD4$^+$CD25$^+$Foxp3$^+$ Treg细胞,从而抑制T细胞增殖,扩大了Fopx3$^+$ Treg细胞的群体,实现TME中的免疫抑制[20]。此外DC还可以通过表达程序性死亡蛋白1(PD-1)和配体1(PD-L1)直接抑制CD8$^+$T细胞。而NK细胞除了诱导血管生成外,还通过NK受体的下调、脱颗粒能力的丧失和干扰素γ(IFN-γ)表达的降低来介导免疫抑制[9]。

**4. 髓源性抑制细胞(MDSCs)**

髓系细胞群中还有一种异质细胞群——MDSCs,是免疫抑制网络的重要组成部分,可以抑制宿主抗肿瘤免疫,主要分为粒细胞样MDSCs和单核细胞样MDSCs。MDSCs不仅可以消耗肿瘤微环境内的营养物质来阻碍免疫细胞增殖,还可以通过不同的介质如精氨酸酶1、诱导型一氧化氮合酶(iNOS)、活性氧(ROS)和过氧亚硝酸盐来减弱效应T细胞和NK细胞的活性、调控Tregs的分化,并在巨噬细胞中诱导免疫抑制表型来抑制肿瘤免疫反应[21-22]。有研究发现在肺癌的小鼠模型中,MDSCs的靶向治疗可以增强效应和记忆CD8$^+$T细胞的应答,同时增强NK细胞和抗原呈递细胞的活性[23]。

## (二)淋巴细胞

**1. T细胞**

淋巴细胞主要以T细胞为主,是免疫治疗的主要效应细胞。研究表明CD4$^+$Th1细胞、活化的CD8$^+$T细胞和γδ-T细胞通常与肺癌患者较好的预后相关,其中CD8$^+$T细胞在配体激活T细胞表面的受体后能分泌干扰素-γ(INF-γ)、肿瘤坏死因子(TNF)和颗粒酶B来杀伤和破坏肿瘤细胞[24]。而TH2、TH17和Foxp3$^+$Treg细胞通常与肿瘤的进展和较差的预后有关,其中Tregs通过分泌免疫抑制性细胞因子(包括IL-2、IL-10、IL-35及TGF-β)及表达CTLA-4和PD-1等检查点分子来减弱CD4$^+$和CD8$^+$T细胞的活性以维持自身耐受性[25-26]。

**2. B细胞**

除了T细胞外,肿瘤浸润性B细胞在抗肿瘤免疫中也具有其独特的作用,研究表明在约35%的肺癌中可以观察到增殖的B细胞。B细胞可由肿瘤细胞、DC细胞和Tfh细胞在肺肿瘤中分泌的B细胞趋化剂CXCL13诱导进入肿瘤。在进入肿瘤局部微环境后,肺癌细胞释放的肿瘤抗原有助于B细胞聚集并触发B细胞介导的抗原呈递,从而促进B细胞活化和增殖。最后B细胞分别通过体液免疫释放抗体及促进T细胞活化达到肿瘤免疫的效果[10,27]。其中体液免疫是B细胞的主要功能。在肺部,肿瘤相关的B细胞可以分化成浆细胞并产生肿瘤特异性抗体,这些抗体识别并且对抗肿瘤相关抗原,例如LAGE-1、TP53和NY-ESO-1[28]。除了产生抗体外,B细胞还促进肿瘤T细胞的反应,如调节T细胞的活化、扩增和记忆形成。研究表明,CD8$^+$和CD4$^+$肿瘤浸润淋巴细胞(TILs)水平的升高和高水平的CD20$^+$B细胞浸润与NSCLC的长期生存有关[27]。

# 二、免疫治疗疗效的预测

目前越来越多的免疫治疗方案被用于临床,包括ICIs、肿瘤疫苗、溶瘤病毒、免疫细胞过继疗法、细胞因子和非特异性免疫激活剂[8]。PD-1/PD-L1抑制剂已经改变了晚期NSCLC的治疗格局,但并不是所有的患者都能从中受益,在未经选择的驱动基因阴性的患者中,PD-1/PD-L1抑制剂单药的应答率为14%~20%。因此,寻找预测生物标记物来选择可能从PD-1/PD-L1抑制剂中受益的患者至关重要。目前证据最充分的是PD-L1,KEYNOTE-024、KEYNOTE-042结果分别表明,在PD-L1高表达或PD-L1表达阳性的患者中,帕博利珠单抗单药治疗优于标准化疗方案,同时PD-L1表达越高,患者从免疫治疗中获益也越明显,基于此各大指南推荐均推荐PD-L1作为驱动基因阴性的NSCLC患者免疫治疗的伴随诊断。同时IMpower110结果也表明,PD-L1高表达(TC3/IC3)的驱动基因阴性患者中,阿替利珠单抗单药治疗同样优于标准化疗方案。此外KEYNOTE-016、KEYNOTE-164、KEYNOTE-012、KEYNOTE-028及KEYNOTE-158部分结果表明,MSI-H或错配修复缺陷实体瘤患者帕博利珠单抗单药治疗客观缓解率达39.6%,基于此,食品药品监督管理局(Food and Drug Administration,FDA)批准帕博利珠单抗用于既往治疗后病情进展或转移性MSI-H或错配修复缺陷实体瘤患者的治疗,这也是第一个基于生物标志物的泛癌种适应证。

与晚期NSCLC不同,早期NSCLC的免疫治疗尚在探索中,目前多项临床研究暂未发现可以预测免疫新辅助治疗疗效的生物标志物。NEOSTAR研究表明,新辅助纳武利尤单抗单药或者联合伊匹单抗治疗Ⅰ-ⅢA期NSCLC,影像学CR/PR的患者较SD/PD的患者基线PD-L1表达水平更高,同时MPR患者较非MPR的患者基线PD-L1表达水平更高。而在LCMC3研究中,新辅助阿替利珠单抗治疗单药用于ⅠB-ⅢB期NSCLC患者,无论PD-L1表达高低均可观察到病理学缓解和MPR,同时也观察到TMB与病理缓解及MPR无相关性。同早期NSCLC的免疫治疗尚在探索中一样,早期NSCLC免疫治疗的生物标记物也在探索中,目前研究均为Ⅰ/Ⅱ期小规模的临床研究,包括PD-L1、TMB在内的生物标记物作用尚不明确,仍需进一步探索。

### (一) NSCLC

**1. 肿瘤新生抗原**

肿瘤新生抗原(neoantigen)是只在肿瘤细胞中特异性表达的蛋白,能被免疫系统中的T细胞识别和杀伤,是肿瘤免疫治疗的理想靶标,同时也可以预测免疫治疗的效果。研究表明,具有高肿瘤突变负荷(TMB)的肺癌具有大量的新生抗原并且对ICIs的应答更敏感,因为ICIs可以刺激产生大量的新生抗原特异性细胞毒性T淋巴细胞并且攻击肿瘤细胞[29-30]。然而,存在某些具有高TMB的肺癌患者对ICIs的治疗无应答。有研究表明,在非小细胞肺癌中的鳞癌患者区别于腺癌患者,与低TMB鳞癌相比,高TMB鳞癌并没有表现出免疫应答率的改善,这些癌症类型没有显示出新生抗原负荷与CD8$^+$T细胞浸润之间的相关性[31]。更深入的研究发现了新生抗原负荷与免疫治疗应答之间的关系由其在肿瘤内的遗传异质性或肿瘤内新生抗原异质性进一步控制,影响了新生抗原呈递和对ICIs的应答。与新生抗原的数量相比,其质量可以更好地反映肿瘤免疫的疗效[32-33]。

**2. 肿瘤基因突变**

很多人探索免疫检查点抑制剂是否也能为驱动基因阳性的患者带来长期获益。Check-Mate 057是一项大型Ⅲ期临床研究,旨在探索纳武利尤单抗单药对比紫杉醇用于一线治疗进展后的晚期非鳞NSCLC的疗效,该试验纳入了82名EGFR激活突变和21名ALK易位且接受了一线含铂双药化疗的患者,携带突变EGFR的亚组分析,纳武利尤单抗相比紫杉醇并没有带来OS及PFS的获益。另一项大型Ⅲ期临床试验KEYNOTE-010,对EGFR突变的NSCLC患者的亚组分析同样显示,帕博利珠单抗对比紫杉醇并没有带来OS的获益。最近的一项来自真实世界的回顾性分析同样表明,EGFR突变及ALK重排的NSCLC患者不能从PD-1/PD-L1单药的治疗中获益。同时多项临床试验及回顾性研究表明,对于晚期EGFR突变或ALK重排的患者,在相应的靶向治疗基础上增加免疫检查点抑制剂的治疗并不能带来额外的获益,且增加毒副反应的发生。因此,建议具有EGFR敏感突变/ALK融合等疗效负性因素时,应慎重使用。

**3. 程序性死亡受体配体1(PD-L1)**

肿瘤表达的PD-L1是用于ICIs治疗疗效预测的重要生物标志物,PD-L1高表达(肿瘤细胞表达≥50%)与患者对ICIs的应答改善相关。然而实际上PD-L1高表达的大多数患者对ICIs无应答,而小部分PD-L1表达低/阴性的患者对ICIs作出了应答[34-36],这可能是因为PD-L1在不同的解剖部位和临床治疗过程中的变化有很大差异。有研究指出PD-L1在肺癌原发灶和转移部位之间有差异表达,这可能影响了PD-L1的预测能力。其中肺或远处转移灶标本中PD-L1的升高与更高的应答率、更长的无进展生存期和总生存期显著相关,而淋巴结活检组织中的PD-L1的升高与应答或生存无关。此外NSCLC患者接受过化疗或靶向治疗后PD-L1表达也会发生变化。因此提高对临床因素、分子特征和肿瘤PD-L1表达之间相互关系的认知才能指导将来更精确地使用ICIs[37-38]。

### 4. 肿瘤突变负荷（TMB）

TMB 是肿瘤编码区基因中所检测到的平均每百万碱基中突变的体细胞基因总数，TMB 值越高意味着突变的基因越多，越容易被免疫系统识破并激活人体的抗癌免疫反应。TMB 也被认为是免疫治疗潜在的生物标记物，既往研究中，KEYNOTE-042、KEYNOTE-189 的回顾性分析表明：TMB 无法有效预测免疫治疗单药或联合化疗用于晚期 NSCLC 一线治疗的疗效。CheckMate 026 研究中研究者用 TMB 作为标志物进行回顾性研究发现 TMB 高表达患者中，Nivolumab 组的 ORR 和 PFS 均优于化疗，高 TMB 且 PD-L1 ≥ 50% 的患者用 Nivolumab 治疗时获益最大。CheckMate 227 结果显示，无论 PD-L1 的表达水平高低，只要 TMB ≥ 10 Mut/Mb，PFS 就可显著延长，这项研究首次体现了 TMB 高表达 NSCLC 患者中一线联合免疫治疗有更优的 PFS，也证明了 TMB 完全独立于 PD-L1 的表达。但是 KEYNOTE-158 结果表明，在既往治疗后病情进展或转移性的患者中，TMB 高的患者使用帕博利珠单抗的疗效明显优于 TMB 低的患者，也正是基于此 FDA 批准了帕博利珠单抗单药治疗 TMB 高且既往治疗后病情进展或转移性性实体肿瘤。总体而言，TMB 临床价值仍有待探讨，但正在进行的研究有望在临床实践中验证关于 TMB 的预测价值。

### 5. HLA

HLA 通常被称为 MHC 分子或主要组织相容性复合物，是不同个体免疫细胞相互识别的标志，对抗原呈递及免疫信号传递有关键作用。新生抗原作为肿瘤免疫逃逸和对免疫治疗应答过程中的关键参与者，其发挥的作用取决于 T 细胞受体对 HLAs 表达的识别[8]。因此可以通过 HLA（或 MHC）分子本身进一步介导呈递新生抗原的能力，从而调节肿瘤对 ICIs 应答和免疫逃逸[39]。研究指出，MHC-1 表达较低的肺癌患者预后较差，同时也具有 T 细胞浸润减少和免疫抑制加强的免疫微环境，这种表达的降低一般是通过 HLA 杂合度的丢失（LOH）或 β2-微球蛋白的下调来实现的[40]。

### 6. STK11 基因突变

STK11 是一个抑癌基因，可以抑制肿瘤的发生。约 30% 的非小细胞肺癌患者中可以发现 STK11 基因突变，如果患者存在 KRAS 基因突变或者吸烟史，则有更高概率发生 STK11 基因突变。有研究表明 STK11 突变可以诱导 T 细胞衰竭、免疫抑制，影响 PD-L1 的表达。患有 STK11 突变的患者表现出低密度的 CD8$^+$T 细胞，而 STK11 野生型的患者呈现出高水平的 CD4$^+$ 和 CD8$^+$T 细胞[41]。相比没有 STK11 基因突变的患者，STK11 突变的肺癌患者即便使用含铂化疗联合 PD-1 抑制剂治疗，治疗效果仍然较差[42]。科学家研究 MYSTIC 的时候发现，STK11 突变的 NSCLC 患者接受度伐利尤单抗预后较差。而 KEYNOTE-042 的探索性分析显示，无论 STK11 突变状态，接受帕博利珠单抗单药治疗的患者相对标准化疗均显示出更好的 PFS、OS 获益趋势。而且前期亦有 STK11 突变患者完全缓解的案例报道。目前，STK11 突变时作为 PD-1/PD-L1 抑制剂治疗的预后因素还是疗效预测的标记物，尚不明确，仍需进一步探索。

### 7. 肿瘤浸润淋巴细胞（TILs）

TILs 指的是肿瘤浸润淋巴细胞，是一种离开血液并迁移到肿瘤区域的免疫细胞。先前有关NSCLC的研究表明,高水平的TILs反映了患者对肿瘤细胞具有更强的免疫识别能力,并代表了T细胞处于炎症状态的肿瘤微环境。这种炎症状态的肿瘤表型可能对检查点阻滞剂更敏感[43]。有研究观察到晚期肺癌中的TILs始终是低功能的,相比之下早期肺癌中TILs具有较大的异质性,其中只有大约三分之一的患者TILs功能低下。这种现象在TILs的耗竭机制中得到了进一步的验证,即在早期TILs的功能可以通过组织驻留记忆细胞引发的抗肿瘤和促肿瘤之间的竞争来调节。此外,由于长期暴露,细胞逐渐衰竭、功能障碍[44]。

### 8. 微生物群

微生物群在免疫系统的诱导、分化和总体功能中起着核心作用。它通过影响抗炎细胞和细胞因子的分化和产生来维持免疫稳态[45]。早期的研究表明,宿主微生物组(例如肠道微生物)之间存在相互动态作用,既可以影响包括促肿瘤的炎症途径在内的炎症反应,同时微生物群的组成反过来也会受到炎症的影响,并且微生物生态失调与许多肿瘤尤其是肺癌相关[46]。此外,微生物组组成还会影响患者对ICIs的应答,研究发现嗜黏蛋白阿克曼菌(*Akkermansia muciniphila*,Akk)在对PD-1阻滞剂有应答的NSCLC患者的肠道微生物组中富集。同时在分析中发现患者基线粪便中Akk与客观缓解率及总生存期的增加相关,与PD-L1表达、抗生素和体能状况无关,因此Akk相对丰度的差异可以作为细化患者分层的生物标志物[47]。

### 9. 血清生物标志物

外周血中的生物标志物是肿瘤标志物的替代品,因为抽血相对容易且伤害较小,并且可用于某些肿瘤活检中组织采样不足的情况。中性粒细胞与淋巴细胞比率(NLR)已在NSCLC中有所研究,发现基线情况下高比率的NLR可能是接受免疫疗法治疗的转移性肺癌患者预后较差的标志。除了NLR外,嗜酸性粒细胞绝对计数、单核细胞绝对计数和血小板-淋巴细胞比率(PLR)也可以作为免疫治疗疗效预测的标志物[43]。此外,基于血液的肿瘤突变负荷(BTMB)是另一个可用于预测的血清标志物,研究发现用阿替利珠单抗治疗的有较高BTMB的转移性NSCLC患者拥有较长的无进展生存期[48]。

### 10. 其他

免疫评分工具包括肺免疫预后指数(lung immune prognostic index,LIPI)评分,肿瘤免疫功能障碍和排斥(tumor immune dysfunction and exclude,TIDE)评分,IMPRES评分(immuno-predictive score)等。

免疫相关不良事件(irAEs)是免疫治疗的不可避免的严重毒副反应,有研究分析了在NSCLC患者中Nivolumab治疗后出现irAEs比起未出现irAEs其PFS、ORR和DCR均显著延长,因此较早出现irAEs可作为Nivolumab疗效预测因子之一。

## (二) SCLC

不同于NSCLC,研究表明PD-L1的表达并不能预测SCLC患者中ICIs的疗效。鉴于这一发现,研究者进一步分析了肿瘤样本,通过全外显子组测序,并将TMB定义为非同义体细胞突变的总数,最终发现具有较高TMB(高于研究人群突变分布的上三分位数)的患者从免疫治疗中可以获得更好的疗效,特别是给予联合用药时。此外,与NSCLC患者不同,无论BTMB如何,使用阿替利珠单抗加卡铂和依托泊苷治疗的SCLC患者在总生存期和无进展生存期方面均有所改善[49-50]。

# 三、结　语

尽管目前在肺癌中观察到常规治疗方案和靶向治疗的进展,但是肺癌的预后仍然较差,主要是由于大多数肺癌患者被诊断时处于晚期阶段[51]。免疫疗法是近年来肺癌治疗领域的巨大飞跃[52],然而在癌症的发生和发展过程中,肿瘤不断进化并可能呈现出各种机制来逃避免疫监视及抑制抗肿瘤免疫反应。因此我们亟须对肺癌免疫微环境的探索及对免疫细胞作用机制认知的加深,不断地改进肺癌的免疫治疗。同时考虑到临床获益受限及免疫治疗可能带来的偶发但严重的不良免疫反应,我们仍需要大量可以预测免疫治疗疗效的标志物来指导用药,实现精准医疗,改善患者生存。就目前的证据而言,新辅助免疫治疗暂无明确预测作用的疗效标志物,无须基于标志物指导用药,但具有EGFR敏感突变/ALK融合等疗效负性因素时须慎重使用。

## 参考文献

[ 1 ] Chen W, Zheng R, Baade P D, et al. Cancer statistics in China, 2015[J]. CA: a cancer journal for clinicians, 2016, 66(2):115-132.

[ 2 ] Chen W, Zheng R, Zhang S, et al. Cancer incidence and mortality in China, 2013[J]. Cancer letters, 2017, 401:63-71.

[ 3 ] Yang X, Zhang T, Zhang X, et al. Global burden of lung cancer attributable to ambient fine particulate matter pollution in 204 countries and territories, 1990—2019[J]. Environmental research, 2022, 204 (Pt A):112023.

[ 4 ] Chansky K, Detterbeck F C, Nicholson A G, et al. The IASLC Lung Cancer Staging Project: External Validation of the Revision of the TNM Stage Groupings in the Eighth Edition of the TNM Classification of Lung Cancer[J]. Journal of thoracic oncology: official publication of the International Association for the Study of Lung Cancer, 2017, 12(7):1109-1121.

[ 5 ] Schabath M B, Cote M L. Cancer Progress and Priorities: Lung Cancer[J]. Cancer epidemiology, biomarkers & prevention: a publication of the American Association for Cancer Research, cosponsored by the American Society of Preventive Oncology, 2019, 28(10):1563-1579.

[ 6 ] Wu J, Li L, Zhang H, et al. A risk model developed based on tumor microenvironment predicts overall survival and associates with tumor immunity of patients with lung adenocarcinoma[J]. Oncogene, 2021, 40(26):4413-4424.

[ 7 ] Horvath L, Thienpont B, Zhao L, et al. Overcoming immunotherapy resistance in non-small cell lung cancer (NSCLC): novel approaches and future outlook[J]. Molecular cancer, 2020, 19(1):141.

[ 8 ] Saab S, Zalzale H, Rahal Z, et al. Insights Into Lung Cancer Immune-Based Biology, Prevention, and Treatment[J]. Frontiers in immunology, 2020, 11:159.

[ 9 ] Altorki N K, Markowitz G J, Gao D, et al. The lung microenvironment: an important regulator of tu-

mour growth and metastasis[J]. Nature reviews Cancer, 2019, 19(1):9-31.

[10] Wang S S, Liu W, Ly D, et al. Tumor-infiltrating B cells: their role and application in anti-tumor immunity in lung cancer[J]. Cellular & molecular immunology, 2019, 16(1):6-18.

[11] Kataki A, Scheid P, Piet M, et al. Tumor infiltrating lymphocytes and macrophages have a potential dual role in lung cancer by supporting both host-defense and tumor progression[J]. The Journal of laboratory and clinical medicine, 2002, 140(5):320-328.

[12] Delprat V, Tellier C, Demazy C, et al. Cycling hypoxia promotes a pro-inflammatory phenotype in macrophages via JNK/p65 signaling pathway[J]. Scientific reports, 2020, 10(1):882.

[13] Yu T, Gan S, Zhu Q, et al. Modulation of M2 macrophage polarization by the crosstalk between Stat6 and Trim24[J]. Nature communications, 2019, 10(1):4353.

[14] Almatroodi S A, McDonald C F, Darby I A, et al. Characterization of M1/M2 Tumour-Associated Macrophages (TAMs) and Th1/Th2 Cytokine Profiles in Patients with NSCLC[J]. Cancer microenvironment: official journal of the International Cancer Microenvironment Society, 2016, 9(1):1-11.

[15] Zhu Y, Yang J, Xu D, et al. Disruption of tumour-associated macrophage trafficking by the osteopontin-induced colony-stimulating factor-1 signalling sensitises hepatocellular carcinoma to anti-PD-L1 blockade[J]. Gut, 2019, 68(9):1653-1666.

[16] Sionov R V, Fridlender Z G, Granot Z. The Multifaceted Roles Neutrophils Play in the Tumor Microenvironment[J]. Cancer Microenvironment: Official Journal of the International Cancer Microenvironment Society, 2015, 8(3):125-158.

[17] Singhal S, Bhojnagarwala P S, O'Brien S, et al. Origin and Role of a Subset of Tumor-Associated Neutrophils with Antigen-Presenting Cell Features in Early-Stage Human Lung Cancer[J]. Cancer cell, 2016, 30(1):120-135.

[18] Spits H, Cupedo T. Innate lymphoid cells: emerging insights in development, lineage relationships, and function[J]. Annual review of immunology, 2012, 30:647-675.

[19] Kastenmüller W, Kastenmüller K, Kurts C, et al. Dendritic cell-targeted vaccines: hope or hype?[J]. Nature Reviews Immunology, 2014, 14(10):705-711.

[20] Dumitriu I E, Dunbar D R, Howie S E, et al. Human dendritic cells produce TGF-beta 1 under the influence of lung carcinoma cells and prime the differentiation of CD4$^+$CD25$^+$Foxp3$^+$ regulatory T cells[J]. Journal of immunology (Baltimore, Md. 1950), 2009, 182(5):2795-2807.

[21] Gabrilovich D I. Myeloid-Derived Suppressor Cells[J]. Cancer immunology research, 2017, 5(1):3-8.

[22] Morad G, Helmink B A, Sharma P, et al. Hallmarks of response, resistance, and toxicity to immune checkpoint blockade[J]. Cell, 2021, 184(21):5309-5337.

[23] Sawant A, Schafer C C, Jin T H, et al. Enhancement of antitumor immunity in lung cancer by targeting myeloid-derived suppressor cell pathways[J]. Cancer research, 2013, 73(22):6609-6620.

[24] Bremnes R M, Busund L T, Kilvær T L, et al. The Role of Tumor-Infiltrating Lymphocytes in Development, Progression, and Prognosis of Non-Small Cell Lung Cancer[J]. Journal of Thoracic Oncology: Official Publication of the International Association for the Study of Lung Cancer, 2016, 11(6):789-800.

[25] Marshall E A, Ng K W, Kung S H Y, et al. Emerging roles of T helper 17 and regulatory T cells in lung cancer progression and metastasis[J]. Molecular cancer, 2016, 15(1):67.

[26] Saleh R, Elkord E. Treg-mediated acquired resistance to immune checkpoint inhibitors[J]. Cancer letters, 2019, 457:168-179.

[27] Kinoshita T, Muramatsu R, Fujita T, et al. Prognostic value of tumor-infiltrating lymphocytes differs de-

pending on histological type and smoking habit in completely resected non-small-cell lung cancer[J]. Annals of Oncology: Official Journal of the European Society for Medical Oncology, 2016, 27 (11): 2117-2123.

[28] Germain C, Gnjatic S, Tamzalit F, et al. Presence of B cells in tertiary lymphoid structures is associated with a protective immunity in patients with lung cancer[J]. American journal of respiratory and critical care medicine, 2014, 189(7):832-844.

[29] Yarchoan M, Hopkins A, Jaffee E M. Tumor Mutational Burden and Response Rate to PD-1 Inhibition [J]. The New England Journal of Medicine, 2017, 377(25):2500-2501.

[30] Schumacher T N, Schreiber R D. Neoantigens in cancer immunotherapy[J]. Science (New York, N. Y.), 2015, 348(6230):69-74.

[31] McGrail D J, Pilié P G, Rashid N U, et al. High tumor mutation burden fails to predict immune checkpoint blockade response across all cancer types[J]. Annals of Oncology: Official Journal of the European Society for Medical Oncology, 2021, 32(5):661-672.

[32] Krysan K, Tran L M, Grimes B S, et al. The Immune Contexture Associates with the Genomic Landscape in Lung Adenomatous Premalignancy[J]. Cancer research, 2019, 79(19):5022-5033.

[33] Balachandran V P, Łuksza M, Zhao J N, et al. Identification of unique neoantigen qualities in long-term survivors of pancreatic cancer[J]. Nature, 2017, 551(7681):512-516.

[34] Reck M, Rodríguez-Abreu D, Robinson A G, et al. Pembrolizumab versus Chemotherapy for PD-L1-Positive Non-Small-Cell Lung Cancer[J]. The New England Journal of Medicine, 2016, 375 (19):1823-1833.

[35] Mok T S K, Wu Y L, Kudaba I, et al. Pembrolizumab versus chemotherapy for previously untreated, PD-L1-expressing, locally advanced or metastatic non-small-cell lung cancer (KEYNOTE-042): a randomised, open-label, controlled, phase 3 trial[J]. Lancet (London, England), 2019, 393(10183): 1819-1830.

[36] Garon E B, Rizvi N A, Hui R, et al. Pembrolizumab for the treatment of non-small-cell lung cancer[J]. The New England Journal of Medicine, 2015, 372(21):2018-2028.

[37] Schoenfeld A J, Rizvi H, Bandlamudi C, et al. Clinical and molecular correlates of PD-L1 expression in patients with lung adenocarcinomas[J]. Annals of Oncology: Official Journal of the European Society for Medical Oncology, 2020, 31(5):599-608.

[38] Hong L, Negrao M V, Dibaj S S, et al. Programmed Death-Ligand 1 Heterogeneity and Its Impact on Benefit From Immune Checkpoint Inhibitors in NSCLC[J]. Journal of Thoracic Oncology: Official Publication of the International Association for the Study of Lung Cancer, 2020, 15(9):1449-1459.

[39] Marty R, Kaabinejadian S, Rossell D, et al. MHC-I Genotype Restricts the Oncogenic Mutational Landscape[J]. Cell, 2017, 171(6):1272-1283.e15.

[40] Perea F, Bernal M, Sánchez-Palencia A, et al. The absence of HLA class I expression in non-small cell lung cancer correlates with the tumor tissue structure and the pattern of T cell infiltration[J]. International journal of cancer, 2017, 140(4):888-899.

[41] Kadara H, Choi M, Zhang J, et al. Whole-exome sequencing and immune profiling of early-stage lung adenocarcinoma with fully annotated clinical follow-up[J]. Annals of Oncology: Official Journal of the European Society for Medical Oncology, 2018, 29(4):1072.

[42] Skoulidis F, Goldberg M E, Greenawalt D M, et al. STK11/LKB1 Mutations and PD-1 Inhibitor Resistance in KRAS-Mutant Lung Adenocarcinoma[J]. Cancer discovery, 2018, 8(7):822-835.

[43] Bodor J N, Boumber Y, Borghaei H. Biomarkers for immune checkpoint inhibition in non-small cell lung cancer (NSCLC)[J]. Cancer, 2020, 126(2):260-270.

[44] O'Brien S M, Klampatsa A, Thompson J C, et al. Function of Human Tumor-Infiltrating Lymphocytes in Early-Stage Non-Small Cell Lung Cancer[J]. Cancer immunology research, 2019, 7(6):896-909.

[45] Kho Z Y, Lal S K. The Human Gut Microbiome: A Potential Controller of Wellness and Disease[J]. Frontiers in microbiology, 2018, 9:1835.

[46] Bhatt A P, Redinbo M R, Bultman S J. The role of the microbiome in cancer development and therapy [J]. CA: a cancer journal for clinicians, 2017, 67(4):326-344.

[47] Derosa L, Routy B, Thomas A M, et al. Intestinal Akkermansia muciniphila predicts clinical response to PD-1 blockade in patients with advanced non-small-cell lung cancer[J]. Nature medicine, 2022, 28(2): 315-324.

[48] Gandara D R, Paul S M, Kowanetz M, et al. Blood-based tumor mutational burden as a predictor of clinical benefit in non-small-cell lung cancer patients treated with atezolizumab[J]. Nature medicine, 2018, 24 (9):1441-1448.

[49] Remon J, Aldea M, Besse B, et al. Small cell lung cancer: a slightly less orphan disease after immunotherapy[J]. Annals of Oncology: Official Journal of the European Society for Medical Oncology, 2021, 32 (6):698-709.

[50] Pavan A, Attili I, Pasello G, et al. Immunotherapy in small-cell lung cancer: from molecular promises to clinical challenges[J]. Journal for immunotherapy of cancer, 2019, 7(1):205.

[51] Sung H, Ferlay J, Siegel R L, et al. Global Cancer Statistics 2020: GLOBOCAN Estimates of Incidence and Mortality Worldwide for 36 Cancers in 185 Countries[J]. CA: a cancer journal for clinicians, 2021, 71(3):209-249.

[52] Vavalà T, Catino A, Pizzutilo P, et al. Gender Differences and Immunotherapy Outcome in Advanced Lung Cancer[J]. International journal of molecular sciences, 2021, 22(21):11942.

# 第六章 非小细胞肺癌新辅助免疫治疗临床研究现状

## 一、非小细胞肺癌传统新辅助化疗的局限

尽管20%～25%的非小细胞肺癌(NSCLC)患者在诊断时处于疾病早期,可接受根治性手术治疗,然而超过一半的患者会经历肿瘤复发[1]。在手术之前使用新辅助治疗可以降低肿瘤负荷,减少肿瘤微转移,提高手术疗效。因此,在化疗成为非小细胞肺癌术后辅助治疗的标准方案后,大量的临床研究开始探究新辅助化疗或新辅助放化疗在可切除NSCLC中的应用。然而,既往研究显示,新辅助化疗的疗效仍然极为有限,病理完全缓解率较低,仅为0%～11.7%,中位无病生存期较短(表6.1)。一项大型meta分析显示,在手术之前接受新辅助化疗仅可提高患者5%左右的5年生存率[2],因此近年来一些新的治疗方式,如以免疫治疗为基础的新辅助治疗方案逐渐进入到临床研究中,并在最近获得FDA批准成为可切除NSCLC新辅助治疗的标准方案。

表6.1　非小细胞肺癌新辅助化疗(放化疗)3期临床研究数据

| 试验名称及纳入人数 | 方案 | 临床分期 | 病理完全缓解率 | 5年或中位DFS | 5年或中位OS |
|---|---|---|---|---|---|
| NATCH(n=201)[3] | 化疗 | ⅠA-ⅢA | 10.5% | 38.3% | 46.4% |
| CHeST(n=129)[4] | 化疗 | ⅠB-ⅢA | 4.5% | 48.0 m | 93.6 m |
| EORTC 08941(n=167)[5] | 化疗 | ⅢA(N2) | 5.2% | 9.0 m | 16.4 m |
| GLCCG (n=264)[6] | 放化疗 | ⅢA(N2) | NR | 9.5 m | 15.7 m |
| Pless et al (n=117)[7] | 放化疗 | ⅢA(N2) | 16.2% | 12.8 m | 37.1 m |
| Pless et al (n=115)[7] | 化疗 | ⅢA(N2) | 11.7% | 11.8 m | 26.1 m |
| WJTOG 9903 (n=29)[8] | 放化疗 | ⅢA(N2) | 10.3% | 12.4 m | 39.6 m |
| WJTOG 9903 (n=29)[8] | 化疗 | ⅢA(N2) | 0% | 9.7 m | 29.9 m |
| Intergroup 0139 (n=202)[9] | 放化疗 | ⅢA(N2) | 17.7% | 12.8 m | 23.6 m |
| ESPATUE(n=81)[10] | 放化疗 | ⅢA-ⅢB | 38.6% | 32.0% | 44.0% |

注:NR即not reported,未报道。

## 二、非小细胞肺癌一线免疫治疗的进展

对于驱动基因阴性的晚期肺癌,长期缺乏有效的治疗手段,仅可依赖于传统化疗,中位生存期极短。近年来,以程序性死亡受体1(PD-1)或程序性死亡受体-配体1(PD-L1)抑制剂为主的免疫治疗取得了历史性突破,改变了无驱动基因突变人群的治疗格局,极大地延长了这部分病人的生存时间。随着免疫治疗在晚期肺癌的二线治疗中取得了成功[11-12],更多的研究开始探究其在一线治疗中的作用,并取得了极大的进展,由此奠定了免疫单药或联合治疗在晚期肺癌一线治疗中不可撼动的地位。

KEYNOTE-024研究首先证实在PD-L1≥50%的人群中,帕博利珠单抗单药治疗的中位OS显著长于化疗组(26.3 m vs. 13.4 m)[13],延长随访的5年OS率亦显著提高(31.9% vs. 16.3%)[14];随后的IMpower110研究亦显示阿特珠单抗对比标准化疗显著提高了PD-L1高表达人群的中位OS(20.0 m vs. 13.1 m)[15];EMPOWER-Lung1研究亦评估了PD-L1≥50%人群Cemiplimab对比化疗的疗效,结果显示Cemiplimab相比化疗显著延长了患者的OS($HR=0.57, p=0.0002$)[16]。因此,FDA已批准帕博利珠单抗、阿特珠单抗及Cemiplimab用于PD-L1≥50%的NSCLC的一线治疗。

在无论PD-L1表达的全人群中,多种免疫联合治疗策略亦显示了相对于传统化疗的较大优势。对于非鳞NSCLC,KEYNOTE-189研究证实了免疫联合化疗可以提高PFS和OS(3年OS:31.3% vs. 17.4%)[17-18]。在鳞状NSCLC领域,KEYNOTE-407研究同样证实了帕博利珠单抗联合化疗在全人群中改善了患者的PFS和OS(3年OS:29.7%和18.2%)[19-20];同时,联合PD-1单抗与CTLA4单抗的双免疫治疗方式亦提高了治疗疗效,CheckMate 227研究显示,纳武利尤单抗联合伊匹木单抗相对于含铂双药化疗显著提高了驱动基因阴性晚期NSCLC患者的中位OS[21]。近两年国产的PD-1/PD-L1抑制剂也有多项研究取得了阳性结果,在非鳞状NSCLC领域,CAMEL、ORIENT 11、RATIONAL 304研究分别证实了卡瑞利珠单抗、信迪利单抗、替雷利珠单抗联合化疗可以改善PFS[22-24];在鳞状NSCLC领域,ORIENT 12研究、RATIONAL 307研究、CAMELsq研究也均获得了成功[25-27]。因此,免疫联合化疗已经成为晚期NSCLC一线治疗的标准策略。

## 三、非小细胞肺癌新辅助免疫治疗的探索

受益于免疫单药和联合治疗在晚期肺癌中一线治疗地位的确立,越来越多的研究开始探索将免疫治疗前移至术前的新辅助治疗,以期改变传统化疗的局限。自2018年第一个免疫新辅助研究CheckMate 159发表于新英格兰杂志后[28],关于免疫新辅助治疗可切除NSCLC的一系列临床试验已经陆续开展。纵观这些已发表或正在进行的临床试验,其在病例选择、新辅助治疗方案、是否免疫维持治疗等方面均有相当的异质性,以下总结为表6.2和表6.3,并作分别介绍。

表6.2 已发表非小细胞肺癌免疫新辅助治疗临床研究数据

| 试验名称 | 纳入病例数 | 手术例数 | 药物 | 临床分期 | MPR | pCR | 免疫辅助 | DFS |
|---|---|---|---|---|---|---|---|---|
| CheckMate 159[28] | 21 | 20 | 纳武单抗 | I-ⅢA | 45% | 10% | 无 | NR |
| Gao et al [29] | 40 | 37 | 信迪利 | ⅠA-ⅢB | 40.5% | 16.1% | MDT决定 | 3年:75% |
| NEOSTAR[30] | 23 | 22 | 纳武单抗 | ⅠA-ⅢA | 22% | 9% | 无 | NR |
| NEOSTAR[30] | 21 | 17 | 纳武单抗＋伊匹木 | ⅠA-ⅢA | 38% | 29% | 无 | NR |
| Altorki et al[31] | 30 | 26 | 德鲁瓦 | ⅠA-ⅢA | 6.7% | 3.3% | 有 | NR |
| Altorki et al[31] | 30 | 26 | 德鲁瓦＋SBRT | ⅠA-ⅢA | 53.3% | 26.7% | 有 | NR |
| SAKK 16/14[32] | 67 | 55 | 德鲁瓦＋化疗 | ⅢA(N2) | 62% | 18% | 有 | 1年:73% |
| Shu et al[33] | 30 | 29 | 阿特珠＋化疗 | ⅠB-ⅢA | 57% | 33% | 无 | 中位:17.9 m |
| NADIM[34] | 46 | 41 | 纳武单抗＋化疗 | ⅢA | 83% | 63% | 有 | 3年:69.6% |
| CheckMate 816[35] | 179 | 149 | 纳武单抗＋化疗 | ⅠB-ⅢA | 36.9% | 24.0% | 无 | 中位:31.6 m |
| Zhao et al [36] | 33 | 30 | 特瑞普利＋化疗 | ⅢA-ⅢB | 60.6% | 45.5% | MDT决定 | NR |
| Lung-Mate001[37] | 50 | 30 | 信迪利＋化疗 | ⅢA | 43.3% | 20% | 无 | 1年:85.3% |

表6.3 正在进行的非小细胞肺癌免疫新辅助治疗部分临床研究信息

| 试验名称 | 试验阶段 | 主要终点 | 样本量 | 新辅助药物 | 治疗周期 | 临床分期 | 免疫辅助 |
|---|---|---|---|---|---|---|---|
| LCMC3 | 2期 | MPR | 181 | 阿特珠 | 2 | ⅠB-ⅢB | 有 |
| NEOSUN | 2期 | MPR/切除率 | 30 | 卡瑞利珠联合化疗 | 3 | Ⅲ/不可切除 | 无 |
| NIBCUN | 2期 | 切除率 | 34 | 信迪利联合贝伐珠及化疗 | 4 | Ⅲ/不可切除 | 无 |
| NEOTIDE | 2期 | pCR | 30 | 信迪利联合化疗 | 3 | Ⅱ-ⅢB/EGFR | 无 |
| Neo-DIANA | 2期 | MPR | 26 | 阿特珠联合贝伐珠联合化疗 | 3 | ⅢA/EGFR | 有 |
| NASSIST | 2期 | pCR | 60 | 阿特珠联合放化疗 | 3 | ⅡB-ⅢA/肺上沟瘤 | 有 |
| KEYNOTE-671 | 3期 | EFS/OS | 786 | 帕博利珠＋化疗对比化疗 | 4 | Ⅱ-ⅢB | 有 |

| 试验名称 | 试验阶段 | 主要终点 | 样本量 | 新辅助药物 | 治疗周期 | 临床分期 | 免疫辅助 |
|---|---|---|---|---|---|---|---|
| IMpower030 | 3期 | EFS | 453 | 阿特珠+化疗对比化疗 | 4 | Ⅱ-ⅢA | 有 |
| AEGEAN | 3期 | pCR/EFS | 824 | 德鲁瓦+化疗对比化疗 | 4 | Ⅱ-ⅢB | 有 |
| CheckMate 77T | 3期 | EFS | 452 | 纳武单抗+化疗对比化疗 | 4 | Ⅱ-ⅢB | 有 |
| NCT04379635 | 3期 | MPR/EFS | 450 | 替雷利珠+化疗对比化疗 | 4 | Ⅱ-ⅢA | 有 |
| NCT04158440 | 3期 | MPR/EFS | 406 | 特瑞普利+化疗对比化疗 | 4 | Ⅱ-ⅢB | 有 |

注:EFS即eventfree survival,无事件生存期。

## (一)病例选择

### 1. 手术可切除性

(1)可手术切除的非小细胞肺癌免疫新辅助治疗。

目前大多数免疫新辅助临床试验纳入的病例为可手术切除的ⅠB-ⅢA期患者,如CheckMate 816研究[35],而SAKK 16/14[32]和NADIM研究[34]则仅纳入ⅢA期患者,但仍有部分Ⅱ期临床试验亦纳入了ⅠA期患者,如NEOSTAR[30]及CheckMate 159[28]研究,由于这部分临床试验样本量较小,因此免疫新辅助治疗在ⅠA期患者中的应用仍有待更大规模的临床研究提供新的证据。

对于可手术的早期和局部晚期肺癌,在接受免疫新辅助治疗后,具有极为可观的病理降期率。在NADIM研究中,90%的ⅢA期患者出现了病理降期[34];SAKK 16/14研究纳入的均为经病理确诊的ⅢA(N2)的患者,术后67%的患者出现了淋巴结降期(pN0-1)[32];另一项使用阿特珠单抗联合化疗的Ⅱ期临床研究亦显示,58%的N2患者降期至N0,11%的N2患者降期至N1[33]。同时需要注意的是,大部分已发表的临床试验使用的为第7版肺癌TNM分期,如目前唯一一项已达到主要终点的Ⅲ期临床试验,CheckMate 816研究,其中部分ⅢA期在第8版分期中已升级为ⅢB期,尤其是对于其中T4N2的患者,在NCCN指南中标准治疗方案仍为同步放化疗后免疫维持治疗,而部分临床试验亦纳入了可切除性ⅢB期NSCLC,如KEYNOTE-671,IMpower030及AEGEAN研究,因此,对于这部分可切除的ⅢB期病人,新辅助免疫治疗后再行手术切除可能仍不失为一可选方案。

(2)初始不可手术切除的非小细胞肺癌免疫新辅助治疗。

对于不可切除的Ⅲ期非小细胞肺癌,目前的标准治疗仍为同步放化疗后免疫维持治疗[38]。鉴于新辅助免疫治疗在可手术局部晚期肺癌中较高的降期率,对于初始评估不可手术切除的局部晚期患者,进行新辅助治疗降期后再行根治性手术可能会为患者带来更多的生存获益。但目前该领域的前瞻性临床研究仍较少,且多为仍在进行中的Ⅱ期临床研究,如NEOSUN研究(NCT04943029),拟纳入30例不可切除Ⅲ期NSCLC,术前行3个周期的卡瑞利珠单抗联合化疗,主要研究终点为MPR及手术切除率;以及NIBCUN研究(NCT03872661),拟纳入34例不可切除Ⅲ期NSCLC,新辅助治疗方案为4个周期的信迪利单抗联合贝伐珠单抗及化疗,主要研究终点为手术可切除率。ESPATUE研究显示,部分Ⅲ期不可切除的患者经诱导化疗或放化疗后获益,T、N分期明显降期,转变为可手术切除,降期率达44%,但手术切除和根治性放化疗比较,尽管术后PFS和OS没有增加,但亚组分析显示,选择性患者(T3N2、T4N0-1)有明显的长期生存获益,尤以ⅢB(T4N0-1)显著。

除了前瞻性临床研究,何建行团队的回顾性研究[39]显示,51例初始评估不可切除的ⅢB期NSCLC,在接受了2个周期的免疫联合化疗的新辅助治疗后,31例接受了根治性手术,其中21例(67.7%)达到了主要病理学缓解。相对于有影像学反应但未接受手术切除的患者,手术切除显著延长了患者的无病生存期(27.5 m vs. 16.7 m)。因此,对于初始评估不可切除的局部晚期肺癌,随着未来更多的相关临床试验的开展,新辅助免疫治疗将可能改变现有的治疗格局。

**2. 驱动基因突变**

在晚期肺癌中,具有EGFR/ALK驱动基因突变的患者疗效较差,不推荐优先使用免疫治疗。因此在多项新辅助免疫治疗临床试验中,排除了EGFR/ALK驱动基因突变的患者,如CheckMate 816,AEGEAN等全球多中心Ⅲ期临床试验。但在一些Ⅱ期临床研究中,并未对基因突变状态进行限制,如在阿特珠单抗联合化疗行新辅助免疫治疗ⅠB-ⅢA期NSCLC的Ⅱ期临床研究中,4例病人具有EGFR突变,其中2例达到了pCR,另外两例则没有达到MPR[33];而在NADIM研究中,亦意外纳入了一例EGFR突变的患者,达到了pCR[34];在一项对比免疫单药与免疫联合立体定向放疗作为新辅助的Ⅱ期临床试验中,免疫单药组纳入了4例EGFR阳性病人,均未达到MPR,而免疫联合放组纳入了5例EGFR阳性病例,仅1例达到了MPR[31],但总体来说,此类病例数量仍较少。针对此,NEOTIDE(NCT05244213)及Neo-DIANA(NCT04512430)研究拟分别纳入30例及26例EGFR突变的可切除局部晚期NSCLC行新辅助免疫治疗,方案分别为信迪利单抗联合化疗及阿特珠单抗联合贝伐珠单抗联合化疗,主要研究终点分别为pCR及MPR,该两项实验仍在招募中。因此,目前对具有EGFR/ALK驱动基因突变的患者行新辅助免疫治疗仍缺乏高质量询证医学证据,并未被指南所推荐。

（二）新辅助治疗方案

**1. 免疫单药新辅助治疗**

在免疫新辅助治疗早期研究中,大多数采用的方案为PD-1/PD-L1单药治疗。CheckMate 159为首个免疫新辅助治疗临床研究,主要研究终点为安全性和可行性[28],共纳入了21例可手术的Ⅰ-ⅢA期NSCLC患者,术前接受2个周期的纳武利尤单抗治疗,最终20例患者接受了完整手术切除,结果显示免疫新辅助副作用较小,不良反应发生率仅为23%,仅一名患者发生3~4级不良反应,并未导致手术延期。术后病理显示,其中45%的患者达到了主要病理学缓解(MPR),10%的患者达到了病理完全缓解(pCR)。另一项使用信迪利单抗作为新辅助治疗ⅠA-ⅢB期可切除NSCLC的临床研究纳入了40名患者,其主要研究终点为不良事件、手术并发症及手术延迟率。2个周期的新辅助治疗相关的不良反应发生率为52.5%,4例患者(10%)发生3~4级不良反应,其中一名患者在术后30天死于免疫相关性肺炎及阻塞性肺炎；接受新辅助治疗后，1名患者由于疾病进展，2名患者由于手术高风险而未行手术，最终37名患者接受了后续手术治疗，R0切除率为97%（36/37）；MPR达40.5%，pCR为16.1%[29]，术后辅助治疗方案包括：15例（40.5%）患者接受了信迪利单抗单药治疗，10例（27.0%）患者接受了信迪利单抗联合化疗，5例（10.8%）患者接受了传统化疗或放化疗；更新的数据显示，在经过37.8个月的中位随访以后，R0切除患者的3年DFS为75%，3年OS为88.5%，而有PD-L1表达的（≥1%）患者生存期更优，3年DFS及OS分别为81.8%及95.5%[40]。

需要指出的是，在另外一些临床研究中，免疫单药作为新辅助治疗方案并未达到如此理想的疗效。如NEOSTAR研究为一项对比纳武利尤单抗联合伊匹木单抗对比单用纳武利尤单抗新辅助治疗ⅠA-ⅢA期NSCLC疗效的Ⅱ期临床研究，在纳武利尤单抗单用组，23名接受纳武利尤单抗新辅助治疗的患者中，有5名（22%）达到MPR，仅有2名（9%）达到了pCR[30]；LCMC3研究为一项仍在进行的大型多中心Ⅱ期临床研究，拟纳入181例ⅠB-ⅢA期NSCLC患者，使用阿替利珠单抗进行2个周期的新辅助治疗，并在术后接受一年的阿特珠单抗辅助治疗，主要研究终点为MPR，其中期分析结果显示，MPR为21%，pCR为7%[41]。因此，越来越多的研究进一步探索免疫联合治疗作为新辅助方案的疗效。

**2. 双免疫药物联合治疗**

在晚期肺癌中，PD-1单抗联合CTLA-4单抗的双免疫治疗方案取得了令人瞩目的疗效。在早期可切除肺癌中，NEOSTAR研究纳入了21例及23例Ⅰ-ⅢA期NSCLC患者分别接受3个周期的纳武利尤单抗联合CTLA-4单抗或单用PD-1单抗作为新辅助治疗，两组中分别有2例及1例患者因3级以上不良反应而停用免疫治疗；在免疫联合治疗组，4例患者分别因疾病进展、肿瘤侵犯隆突无法切除、肺功能不佳、拒绝手术而未进行后续的手术，1例患者因3级不良反应停药后改用含铂双药化疗以后再行手术切除；在单药治疗组，1例患者因3级不良反应未接受手术，1例患者因疾病进展行免疫联合化疗后再切除，因此，两组分别有16例及21例接受了既定方案的手术治疗；结果显示，相对于单药新辅助治疗，联合治疗具有更高的MPR（38% vs. 22%）及pCR（18% vs. 9%）[30]。然而，在另一项多中心Ⅱ期临床研究中，纳入了9例可切除NSCLC术前接受纳武利尤单抗联合伊匹木单抗新辅助治疗，其中6例（67%）发生了治疗相关的不良反应，3例（33%）发生了3级以上的不良事件，因此，该临床试验被提前终止[42]。值得注意的是，CheckMate 816研究最初的设计为3臂临床研究，新辅助治疗方案包括单纯化疗、化疗联合纳武利尤单抗、纳武利尤单抗联合伊匹木单抗，但在后来的实践中取消了双免疫治疗的方案。因此，双免疫药物治疗的安全性及有效性仍有待后续的临床研究提供更多循证医学证据。

**3. 免疫药物联合放疗/放化疗**

既往研究显示，放疗对于免疫治疗具有协同作用，可以促进肿瘤细胞释放肿瘤特异性抗原，增强免疫细胞对肿瘤的识别与杀伤，达到增敏免疫治疗的效应[43]。一项对比德鲁瓦单抗联合立体定向放疗与单用德鲁瓦单抗新辅助治疗Ⅰ-ⅢA期NSCLC的Ⅱ期临床研究各纳入了30名患者，最终各有26名患者接受手术，在免疫单药组，4名患者未手术的原因分别为脑卒中、骨转移、胸膜转移、拒绝手术；在免疫联合放疗组，4名患者未手术的原因分别为心肺功能不满足、肺转移、胸膜转移、主动脉侵犯;病理分析显示免疫治疗单药的MPR率为6.7%,pCR率为3.3%,而联合立体定向放疗组的MPR率则高达53.3%($p<0.0001$),pCR率为26.7%,两组的副作用均可控,3～4级副反应发生率分别为17%及20%[31],显示了免疫治疗联合立体定向放疗作为新辅助治疗的较好前景。另一项德鲁瓦单抗联合放疗新辅助治疗潜在可切除Ⅲ期NSCLC的临床试验显示,18例新辅助治疗的患者中14例(77.8%)达到MPR,7例(38.9%)达到pCR[44]。目前仍有数项关于免疫药物联合放疗/放化疗的小型临床研究正在进行中,如NASSIST研究(NCT04989283)拟纳入60例肺上沟瘤NSCLC,对比免疫联合放化疗与单纯放化疗的新辅助治疗方案,主要研究终点为pCR,届时将为免疫新辅助治疗肺上沟瘤这一特殊的NSCLC类型提供循证医学证据。

**4. 免疫联合化疗**

免疫联合化疗是免疫新辅助治疗中使用最广泛的方案,也是目前唯一获得FDA批准用于临床实践的免疫新辅助治疗方案。NADIM研究作为首个免疫联合化疗新辅助治疗局部晚期NSCLC的Ⅱ期临床试验,取得了令人瞩目的成效:其主要研究终点为2年的DFS,纳入ⅢA期NSCLC患者术前接受3个周期的纳武利尤单抗联合化疗,手术后进行1年的纳武利尤单抗辅助治疗;最终纳入46例患者,新辅助治疗的不良反应发生率为93%(43/46);3～4级不良反应发生率为30%(14/46),但这些不良反应并未导致手术取消或延迟;新辅助治疗后2例患者拒绝手术,3例患者经评估无法切除,故41例患者进行后续手术治疗,其MPR高达83%,pCR高达63%,最新的随访显示其3年的DFS为69.6%,OS为81.9%[45-46]。考虑到纳入的病人均为ⅢA期,其远高于历史的生存数据展现了纳武利尤单抗联合化疗新辅助治疗的良好应用前景。

同期开展的多项免疫联合化疗Ⅱ期临床试验均取得了较好的疗效,如SAKK 16/14研究使用德鲁瓦单抗联合化疗新辅助治疗ⅢA(N2)期NSCLC,需要注意的是,纵隔淋巴结受累需在治疗前经过EBUS或纵隔镜进行病理确认;最终纳入67例患者,该试验新辅助治疗方案与NADIM研究不同:其为序贯式治疗,先接受3周期的化疗,再进行2周期免疫治疗。与新辅助治疗相关的大于3级不良反应发生率为67%,后续55例患者接受了手术,无法手术的原因包括6例疾病进展,3例因药物毒性停止治疗,3例评估为不可切除;在接受手术的患者中,51例(93%)为R0切除,3例(6%)为R1切除,1例(2%)为R2切除,MPR达62%,pCR为18%;术后75%的患者接受了德鲁瓦单抗辅助治疗,1年的EFS为73%[32];另一项使用阿特珠单抗联合化疗新辅助治疗ⅠB-ⅢA期NSCLC的Ⅱ期临床研究纳入了30例患者,先接受2个周期免疫联合化疗,如果未进展,则继续进行后续2个周期的新辅助治疗,常见的3～4级不良反应为中性粒细胞减少(50%)、肝功能异常(7%)及血小板减少(7%),但未见不良反应导致的手术延迟;1例患者因脑转移未行手术治疗,最终29例患者接受了手术,R0切除率为87%(26/29);病理显示MPR为57%,pCR为33%[33]。

同样,国产PD-1单抗在新辅助免疫联合化疗的Ⅱ期临床研究中亦取得了相似的效果。一项使用信迪利单抗联合化疗新辅助治疗ⅢA期NSCLC的研究(Lung-Mate001)纳入了50例患者,在2～4个周期的新辅助治疗中,45例患者(90%)发生治疗相关不良反应,1例患者因副反应退出,1例患者因肝衰竭死亡;13例患者由于新冠疫情的影响,2例患者因疾病进展,3例患者担忧手术风险而未进行手术,故最终30例患者接受手术治疗,其中43.3%的患者达到MPR,20%达到pCR,1年DFS为85.3%[37];另一项使用3个周期特瑞普利单抗联合化疗新辅助治疗可切除Ⅲ期NSCLC的研究纳入了33例病人,最常见的3级不良反应为贫血(6.1%),无4~5级不良反应,未有因不良反应而减量或停药。3例患者在治疗中疾病进展,30例患者接受了后续手术治疗,R0切除率为96.7%(29/30),MPR及pCR分别为60.6%及45.5%[36]。

Chekmate816是目前唯一达到主要研究终点的Ⅲ期免疫新辅助临床试验[35]。其头对头对比了3个周期免疫联合化疗与单纯化疗新辅助治疗ⅠB-ⅢA期NSCLC的疗效,主要终点为pCR及DFS,分别纳入179例病人。免疫联合化疗组15.6%的病人和化疗组20.7%的病人未接受手术治疗,原因分别为疾病进展(6.7% vs. 9.5%)、不良反应(1.1% vs. 0.6%)及其他(7.8% vs. 10.6%,包括肺功能不佳、病人拒绝、无法手术切除等原因);相对于化疗,免疫联合化疗的新辅助方案显著提高了MPR(36.9% vs. 8.9%)及pCR(24.0% vs. 2.2%,$p<0.001$);术后免疫联合化疗组有11.9%的患者接受了辅助化疗,在化疗新辅助组则为22.2%。远期随访显示免疫联合化疗组的EFS亦显著长于单纯化疗组(31.6 m vs. 20.8 m,$p=0.005$);且达到了pCR的患者预后更好。基于此,FDA批准了纳武利尤单抗联合化疗用于肿瘤大于4 cm或淋巴结转移的可切除NSCLC的新辅助治疗。除此之外,还有数项关于免疫新辅助联合化疗对比单纯化疗的国际多中心三期临床试验正在开展中,如帕博利珠单抗联合化疗的KEYNOTE-671研究,拟纳入786例患者,主要研究终点为EFS及OS;阿特珠单抗联合化疗的IMpower030研究,拟纳入451例患者,主要研究终点为EFS;及德鲁瓦单抗联合化疗的AEGEAN研究,拟纳入824例患者,主要研究终点为pCR及EFS(表6.3)。相信随着这些大型临床试验结果的公布,免疫新辅助治疗会有更多的循证医学证据及药物可及性。

### (三)新辅助治疗后的免疫辅助治疗

在最初的免疫新辅助Ⅱ期临床试验中,手术后是否需要免疫辅助治疗在不同的临床实验中设计并不相同。NADIM及SAKK 16/14研究中术后行免疫辅助治疗一年,NEOSTAR及NCT02716038研究则未进行术后辅助免疫治疗。在Ⅲ期临床研究中,开展最早的Check-Mate 816研究亦未要求进行术后辅助免疫治疗,而是采用了传统的辅助化疗。然而,既往研究显示,辅助化疗疗效有限,仅能提高4%的5年OS[47];因此,越来越多的研究开始探索免疫辅助治疗的疗效,尤其是对于驱动基因阴性的NSCLC,并因此改变了NSCLC辅助治疗的格局。

IMpower010是目前唯一一个发表的NSCLC免疫辅助治疗的三期临床研究,共纳入1005名术后接受了辅助化疗的ⅠB-ⅢA期NSCLC患者,其中507名接受为期一年的阿特珠单抗维持治疗,另498名患者接受最佳支持治疗,主要研究终点为DFS。结果显示,经过32.8个月的中位随访后,免疫辅助治疗降低了PD-L1阳性Ⅱ-ⅢA期患者34%的复发风险(NE vs. 35.3 m,$HR=0.66$,95% CI 0.50~0.88,$p=0.0039$),对于整个Ⅱ-ⅢA期人群,免疫辅助治疗亦显著改善了患者的DFS(42.3 m vs. 35.3 m,$HR=0.79$,95% CI 0.64~0.96,$p=0.02$),而对于所有随机化的ⅠB-ⅢA期患者,DFS获益未超过预设的显著性边界(NE vs. 37.2 m,$HR=0.81$,95% CI 0.67~0.99,$p=0.04$),因此,FDA批准了阿特珠单抗用于肿瘤表达PD-L1≥1％的Ⅱ-ⅢA期NSCLC辅助化疗后的维持治疗。

KEYNOTE-091是另一项达到主要研究终点的免疫辅助治疗Ⅲ期临床研究,纳入了590例及587例手术完整切除的ⅠB-ⅢA期NSCLC,在辅助化疗(非必需)以后,分别接受帕博利珠单抗或安慰剂辅助治疗1年,主要研究终点为总体人群和PD-L1高表达(TPS≥50％)人群的无病生存期(DFS),结果显示在全人群中,帕博利珠单抗显著改善了患者DFS(53.6 m vs. 42.0 m,$HR=0.76$,95％CI 0.63~0.91,$p=0.0014$),令人惊讶的是,在PD-L1≥50％的亚组,却未显示出生存获益($HR=0.82$,95％CI 0.57~1.18,$p=0.14$)。

因此,在免疫治疗已成为术后辅助治疗新的标准治疗的情况下,免疫新辅助治疗后再继续使用免疫维持治疗可能会进一步改善患者的生存,在后续开展的KEYNOTE-671、IMpower030、AEGEAN、CheckMate 77T等研究中,免疫联合化疗组术后均需接受免疫单药的辅助治疗。但由于IMpower010及KEYNOTE-091研究纳入的均为未接受新辅助治疗的患者,对于接受新辅助治疗后,尤其是对于达到pCR的患者,是否还需进行免疫辅助治疗仍有待后续一系列临床试验结果的揭晓。

## 参考文献

[1] Martin J, Ginsberg R J, Venkatraman E S, et al. Long-term results of combined-modality therapy in resectable non-small-cell lung cancer [J]. J. Clin. Oncol., 2002, 20(8):1989-1995.

[2] Group N M C. Preoperative chemotherapy for non-small-cell lung cancer: a systematic review and meta-analysis of individual participant data [J]. Lancet, 2014, 383(9928):1561-1571.

[3] Felip E, Rosell R, Maestre J A, et al. Preoperative chemotherapy plus surgery versus surgery plus adjuvant chemotherapy versus surgery alone in early-stage non-small-cell lung cancer [J]. J. Clin. Oncol., 2010, 28(19):3138-3145.

[4] Scagliotti G V, Pastorino U, Vansteenkiste J F, et al. Randomized phase Ⅲ study of surgery alone or surgery plus preoperative cisplatin and gemcitabine in stages ⅠB to ⅢA non-small-cell lung cancer [J]. J. Clin. Oncol., 2012, 30(2):172-178.

[5] van Meerbeeck J P, Kramer G W, Van Schil P E, et al. Randomized controlled trial of resection versus radiotherapy after induction chemotherapy in stage ⅢA-N2 non-small-cell lung cancer [J]. J. Natl. Cancer Inst., 2007, 99(6):442-450.

[6] Thomas M, Rübe C, Hoffknecht P, et al. Effect of preoperative chemoradiation in addition to preoperative chemotherapy: a randomised trial in stage Ⅲ non-small-cell lung cancer [J]. Lancet Oncol., 2008, 9(7):636-648.

[7] Pless M, Stupp R, Ris H B, et al. Induction chemoradiation in stage ⅢA/N2 non-small-cell lung cancer: a phase 3 randomised trial [J]. Lancet, 2015, 386(9998):1049-1056.

[8] Katakami N, Tada H, Mitsudomi T, et al. A phase 3 study of induction treatment with concurrent chemoradiotherapy versus chemotherapy before surgery in patients with pathologically confirmed N2 stage ⅢA nonsmall cell lung cancer (WJTOG9903) [J]. Cancer, 2012, 118(24):6126-6135.

[9] Albain K S, Swann R S, Rusch V W, et al. Radiotherapy plus chemotherapy with or without surgical resection for stage Ⅲ non-small-cell lung cancer: a phase Ⅲ randomised controlled trial [J]. Lancet, 2009, 374(9687):379-386.

[10] Eberhardt W E, Pöttgen C, Gauler T C, et al. Phase Ⅲ Study of Surgery Versus Definitive Concurrent

Chemoradiotherapy Boost in Patients With Resectable Stage ⅢA(N2) and Selected ⅢB Non-Small-Cell Lung Cancer After Induction Chemotherapy and Concurrent Chemoradiotherapy (ESPATUE) [J]. J. Clin. Oncol., 2015, 33(35):4194-4201.

[11] Borghaei H, Paz-Ares L, Horn L, et al. Nivolumab versus Docetaxel in Advanced Nonsquamous Non-Small-Cell Lung Cancer [J]. N. Engl. J. Med., 2015, 373(17):1627-1639.

[12] Rittmeyer A, Barlesi F, Waterkamp D, et al. Atezolizumab versus docetaxel in patients with previously treated non-small-cell lung cancer (OAK): a phase 3, open-label, multicentre randomised controlled trial [J]. Lancet, 2017, 389(10066):255-265.

[13] Reck M, Rodriguez-Abreu D, Robinson A G, et al. Pembrolizumab versus Chemotherapy for PD-L1-Positive Non-Small-Cell Lung Cancer [J]. N. Engl. J. Med., 2016, 375(19):1823-1833.

[14] Reck M, Rodríguez-Abreu D, Robinson A G, et al. Five-Year Outcomes With Pembrolizumab Versus Chemotherapy for Metastatic Non-Small-Cell Lung Cancer With PD-L1 Tumor Proportion Score $\geqslant$ 50 [J]. J. Clin. Oncol., 2021, 39(21):2339-2349.

[15] Herbst R S, Giaccone G, de Marinis F, et al. Atezolizumab for First-Line Treatment of PD-L1-Selected Patients with NSCLC [J]. N. Engl. J. Med., 2020, 383(14):1328-1339.

[16] Sezer A, Kilickap S, Gümüş M, et al. Cemiplimab monotherapy for first-line treatment of advanced non-small-cell lung cancer with PD-L1 of at least 50%: a multicentre, open-label, global, phase 3, randomised, controlled trial [J]. Lancet, 2021, 397(10274):592-604.

[17] Gandhi L, Rodríguez-Abreu D, Gadgeel S, et al. Pembrolizumab plus Chemotherapy in Metastatic Non-Small-Cell Lung Cancer [J]. N. Engl. J. Med., 2018, 378(22):2078-2092.

[18] Gray J, Rodriguez-Abreu D, Powell S F, et al. Pembrolizumab plus Pemetrexed-Platinum vs Pemetrexed-Platinum for Metastatic NSCLC: 4-Year Follow-up From KEYNOTE-189 [J]. Journal of Thoracic Oncology, 2021, 16(3):S224.

[19] Paz-Ares L, Luft A, Vicente D, et al. Pembrolizumab plus Chemotherapy for Squamous Non-Small-Cell Lung Cancer [J]. N. Engl. J. Med., 2018, 379(21):2040-2051.

[20] Robinson A G, Vicente D, Tafreshi A, et al. First-line pembrolizumab plus chemotherapy for patients with advanced squamous NSCLC: 3-year follow-up from KEYNOTE-407 [J]. Journal of Thoracic Oncology, 2021, 16(4):S748-S749.

[21] Hellmann M D, Paz-Ares L, Bernabe Caro R, et al. Nivolumab plus Ipilimumab in Advanced Non-Small-Cell Lung Cancer [J]. N. Engl. J. Med., 2019, 381(21):2020-2031.

[22] Zhou C, Chen G, Huang Y, et al. Camrelizumab plus carboplatin and pemetrexed versus chemotherapy alone in chemotherapy-naive patients with advanced non-squamous non-small-cell lung cancer (CameL): a randomised, open-label, multicentre, phase 3 trial [J]. Lancet Respir. Med., 2021, 9(3):305-314.

[23] Yang Y, Wang Z, Fang J, et al. Efficacy and Safety of Sintilimab Plus Pemetrexed and Platinum as First-Line Treatment for Locally Advanced or Metastatic Nonsquamous NSCLC: a Randomized, Double-Blind, Phase 3 Study (Oncology pRogram by InnovENT anti-PD-1-11) [J]. J. Thorac. Oncol., 2020, 15(10):1636-1646.

[24] Lu S, Wang J, Yu Y, et al. Tislelizumab Plus Chemotherapy as First-Line Treatment for Locally Advanced or Metastatic Nonsquamous NSCLC (RATIONALE 304): A Randomized Phase 3 Trial [J]. J. Thorac. Oncol., 2021, 16(9):1512-1522.

[25] Zhou C, Wu L, Fan Y, et al. Sintilimab Plus Platinum and Gemcitabine as First-Line Treatment for Advanced or Metastatic Squamous NSCLC: Results From a Randomized, Double-Blind, Phase 3 Trial (ORI-

ENT-12)[J]. J. Thorac. Oncol., 2021, 16(9):1501-1511.

[26] Wang J, Lu S, Yu X, et al. Tislelizumab Plus Chemotherapy vs Chemotherapy Alone as First-line Treatment for Advanced Squamous Non-Small-Cell Lung Cancer: A Phase 3 Randomized Clinical Trial [J]. JAMA Oncol., 2021, 7(5):709-717.

[27] Ren S, Chen J, Xu X, et al. Camrelizumab Plus Carboplatin and Paclitaxel as First-Line Treatment for Advanced Squamous NSCLC (CameL-Sq): A Phase 3 Trial [J]. J. Thorac. Oncol., 2022, 17(4):544-557.

[28] Forde P M, Chaft J E, Smith K N, et al. Neoadjuvant PD-1 Blockade in Resectable Lung Cancer [J]. N. Engl. J. Med., 2018, 378(21):1976-1986.

[29] Gao S, Li N, Gao S, et al. Neoadjuvant PD-1 inhibitor (Sintilimab) in NSCLC [J]. J. Thorac. Oncol., 2020, 15(5):816-826.

[30] Cascone T, William W N Jr., Weissferdt A, et al. Neoadjuvant nivolumab or nivolumab plus ipilimumab in operable non-small cell lung cancer: the phase 2 randomized NEOSTAR trial [J]. Nat. Med., 2021, 27 (3):504-514.

[31] Altorki N K, McGraw T E, Borczuk A C, et al. Neoadjuvant durvalumab with or without stereotactic body radiotherapy in patients with early-stage non-small-cell lung cancer: a single-centre, randomised phase 2 trial [J]. Lancet Oncol., 2021, 22(6):824-835.

[32] Rothschild S I, Zippelius A, Eboulet E I, et al. SAKK 16/14: Durvalumab in Addition to Neoadjuvant Chemotherapy in Patients With Stage ⅢA(N2) Non-Small-Cell Lung Cancer-A Multicenter Single-Arm Phase Ⅱ Trial [J]. J. Clin. Oncol., 2021, 39(26):2872-2880.

[33] Shu C A, Gainor J F, Awad M M, et al. Neoadjuvant atezolizumab and chemotherapy in patients with resectable non-small-cell lung cancer: an open-label, multicentre, single-arm, phase 2 trial [J]. Lancet Oncol., 2020, 21(6):786-795.

[34] Provencio M, Nadal E, Insa A, et al. Neoadjuvant chemotherapy and nivolumab in resectable non-small-cell lung cancer (NADIM): an open-label, multicentre, single-arm, phase 2 trial [J]. Lancet Oncol., 2020, 21(11):1413-1422.

[35] Forde P M, Spicer J, Lu S, et al. Neoadjuvant Nivolumab plus Chemotherapy in Resectable Lung Cancer [J]. N. Engl. J. Med., 2022.

[36] Zhao Z R, Yang C P, Chen S, et al. Phase 2 trial of neoadjuvant toripalimab with chemotherapy for resectable stage Ⅲ non-small-cell lung cancer [J]. Oncoimmunology, 2021, 10(1):1996000.

[37] Zhang P, Dai J, Sun F, et al. Neoadjuvant Sintilimab and Chemotherapy for Resectable Stage ⅢA Non-Small Cell Lung Cancer [J]. Ann Thorac Surg, 2022.

[38] Faivre-Finn C, Vicente D, Kurata T, et al. Four-Year Survival With Durvalumab After Chemoradiotherapy in Stage Ⅲ NSCLC-an Update From the PACIFIC Trial [J]. J. Thorac. Oncol., 2021, 16(5): 860-867.

[39] Deng H, Liu J, Cai X, et al. Radical Minimally invasive surgery following immuno-chemotherapy in Initially-unresectable stage ⅢB Non-small cell lung cancer [J]. Ann. Surg., 2021.

[40] Zhang F, Guo W, Zhou B, et al. Research article: Three-year Follow-up of Neoadjuvant PD-1 inhibitor (Sintilimab) in Non-Small Cell Lung Cancer [J]. J. Thorac. Oncol., 2022.

[41] Kwiatkowski D J, Rusch V W, Chaft J E, et al. Neoadjuvant atezolizumab in resectable non-small cell lung cancer (NSCLC): Interim analysis and biomarker data from a multicenter study (LCMC3) [J]. Journal of Clinical Oncology, 2019, 37(15):8503.

[42] Reuss J E, Anagnostou V, Cottrell T R, et al. Neoadjuvant nivolumab plus ipilimumab in resectable

non-small cell lung cancer [J]. J. Immunother Cancer, 2020, 8(2):e001282.

[43] Ko E C, Raben D, Formenti S C. The Integration of Radiotherapy with Immunotherapy for the Treatment of Non-Small Cell Lung Cancer [J]. Clin. Cancer Res., 2018, 24(23):5792-5806.

[44] Hong M H, Ahn B, Kim H R, et al. Interim Analysis of Neoadjuvant Chemoradiotherapy and Durvalumab for Potentially Resectable Stage Ⅲ Non-Small Cell Lung Cancer (NSCLC) [J]. Journal of Thoracic Oncology, 2021, 16(3):S194-S195.

[45] Provencio M, Nadal E, Insa A, et al. Long Term Survival in Operable Stage Iiia Nsclc Patients Treated With Neoadjuvant Nivolumab Plus Chemotherapy: Nadim Study [J]. Journal of Thoracic Oncology, 2021, 16(10):S883.

[46] Provencio M, Serna-Blasco R, Nadal E, et al. Overall Survival and Biomarker Analysis of Neoadjuvant Nivolumab Plus Chemotherapy in Operable Stage Ⅲ A Non-Small-Cell Lung Cancer (NADIM phase Ⅱ trial) [J]. J. Clin. Oncol., 2022:Jco2102660.

[47] Arriagada R, Auperin A, Burdett S, et al. Adjuvant chemotherapy, with or without postoperative radiotherapy, in operable non-small-cell lung cancer: two meta-analyses of individual patient data [J]. Lancet, 2010, 375(9722):1267-1277.

# 第七章  非小细胞肺癌新辅助靶向治疗临床研究现状

近20年来,靶向治疗的出现改变了晚期非小细胞肺癌(NSCLC)的治疗格局,极大地延长了晚期NSCLC的生存[1]。在早期及局部晚期NSCLC中,越来越多的研究也开始探索靶向治疗作为新辅助治疗的疗效。尽管相对于免疫新辅助治疗已经被FDA批准,并成为驱动基因阴性的可切除NSCLC新的新辅助治疗方案[2],靶向新辅助治疗仍有待普遍的认可及更多的循证医学证据。现将近年来NSCLC新辅助靶向治疗临床研究总结如下。

## 一、EGFR突变新辅助靶向治疗

在早期的靶向新辅助临床研究中,纳入的病例并不局限于EGFR突变的病例。2009年,一项吉非替尼新辅助靶向治疗早期NSCLC的Ⅱ期临床研究纳入了36例临床Ⅰ期的NSCLC[3],术前接受1个月的靶向治疗,值得注意的是,该研究纳入人群中仅有6例患者具有EGFR突变,因此仅有11%的病人达到了部分缓解,停药至手术的中位时间为3天,围术期3名患者发生3~4级并发症;术后9例患者接受辅助化疗,1例患者接受辅助放疗,另有3名患者接受吉非替尼辅助治疗;中位随访2.1年后,28名(78%)患者仍未复发。另一项同样不区分EGFR突变状态的Ⅱ期临床研究纳入了60例可切除NSCLC[4],其中仅有7例为EGFR突变,术前接受3周的厄洛替尼新辅助治疗,该研究的主要终点为毒性及病理反应。其中4例(6.7%)患者因副作用减量,7例(12%)患者因不良反应停药,最常见的不良反应为皮疹(37/60,62%)及腹泻(21/60,35%);影像学评估的客观缓解率(ORR)仅为5%;治疗后4例患者评估为不可手术切除,因此共56例患者接受手术治疗,停药至手术的中位时间为3天,术后并发症发生率为10%,无围术期死亡;术后病理提示14例患者(23%)的肿瘤出现50%以上的坏死,其中3例达到了95%以上的坏死;14例患者接受了术后辅助化疗,4例患者接受纵隔放疗,1例患者接受3个月的厄洛替尼辅助治疗,随访显示2年DFS为77%,OS为82%。

随着EGFR突变状态对于靶向治疗疗效预测的建立,后续的临床试验纳入的病例均为确认的EGFR突变。一项使用厄洛替尼新辅助治疗ⅢA(N2)NSCLC的Ⅱ期临床试验纳入了19例EGFR 19del或L858R突变病例[5],其主要研究终点为完整切除率,术前治疗时间为2个月,不良反应发生率为36.8%(7/19),3~4级不良反应发生率为15.8%。14例(68.4%)患者接受了后续的手术,5例患者未手术的原因分别为:2例疾病进展,2例不良反应,1例拒绝接受手术;13例患者为R0切除,11例(78.6%)通过微创手术切除,影像学评估的ORR为42.1%,病理降期率为21.1%;术后接受4个周期的辅助化疗,总体的无病生存期(DFS)为11.2个月,总生存期(OS)为51.6个月。

另一项Ⅱ期临床研究纳入了35例Ⅱ-ⅢA期EGFR 19del或L858R突变NSCLC[6],主要研究终点为ORR,术前接受42天的吉非替尼新辅助治疗,不良反应发生率为85.7%,最常见的为皮肤毒性(24/35,68.6%)及胃肠道症状(17/35,48.6%);ORR为54.5%,2例患者拒绝手术,最终33例患者接受手术治疗,手术方式均为开放手术,术后8例(24.2%)患者达到主要病理学缓解(MPR),其中4例(12.1%)达到病理完全缓解(pCR);术后辅助治疗方案仍为传统的化疗或放疗,随访结果显示中位DFS为33.5个月,中位OS尚未达到;达到MPR的患者中位DFS更长(87.5 m vs. 52.4 m,$p=0.019$)。

大部分靶向新辅助的Ⅱ期临床研究为单臂研究,仅有两项研究对比了靶向治疗和传统化疗新辅助方案的疗效。一项小规模的基因状态指导的Ⅱ期研究纳入了24例ⅢA(N2)期NSCLC患者,12例EGFR突变患者接受42天厄洛替尼治疗,12例野生型的患者接受3个周期GC化疗方案新辅助治疗[7]。靶向治疗组最常见的不良反应为皮疹(100%,3~4级16.7%)及腹泻(41.6%);两者的ORR分别为58.3%及25.0%,最终靶向治疗组有6例,化疗组有7例接受了后续的手术,R0切除率分别为50%及71.4%,病理N2降期率分别为16.7%及25%。在所有意向性治疗人群中,靶向组中位DFS为6.9个月,化疗组DFS为9.0个月($p=0.071$);两组的中位OS则为14.5个月及28.1个月($p=0.201$)。

目前样本量最大的靶向新辅助Ⅱ期临床研究为EMERGING-CTONG 1103研究[8],72例伴有EGFR突变的ⅢA(N2)期NSCLC随机分配至42天的厄洛替尼或2个周期的GC方案新辅助治疗,主要研究终点为ORR。靶向治疗与化疗组的不良反应发生率分别为75.7%和88.2%,靶向组3~4级不良反应率更低(0% vs. 29.4%),化疗组更多的病人因不良反应需进行剂量调整(17.6% vs. 2.7%);靶向和化疗组的ORR分别为54.1%及34.3%($p=0.092$),因此该研究并未达到主要研究终点;靶向组31例(86.1%)患者接受后续手术治疗,6例患者未行手术的原因分别为:1例疾病进展,1例因肺功能不佳无法耐受手术,4例患者拒绝手术;化疗组仅有24例(66.6%)接受后续手术治疗,10例患者分别因为疾病进展($n=4$)、高风险($n=1$)及拒绝($n=5$)未行手术。靶向组及化疗组R0切除率分别为73%及63%,淋巴结降期率则为10.8%及2.9%;病理结果显示仅有靶向组的3例(9.7%)病人达到了MPR,两组均未出现pCR。术后靶向新辅助治疗组继续接受最长为一年的厄洛替尼辅助治疗,化疗组则接受2个周期的辅助化疗。靶向新辅助治疗组的DFS显著长于化疗组(21.5 m vs. 11.4 m,$p<0.001$)。以上靶向新辅助临床研究见表7.1。

目前有数项关于靶向新辅助治疗的Ⅱ/Ⅲ期临床研究正在进行中。其中NeoADAURA (NCT04351555)是一项国际多中心的随机对照三臂临床研究[9],旨在比较安慰剂联合化疗、奥希替尼联合化疗、奥希替尼单药3种方案作为新辅助治疗EGFR阳性Ⅱ-ⅢB期可切除NSCLC的疗效,术后辅助治疗方案为研究者或MDT制定的最佳治疗方案,包括3年的奥希替尼辅助治疗。该研究主要研究终点为MPR,样本量为328例,预计2024年第二季度进行初步数据分析。另一项ANSWER(NCT04455594)研究拟纳入168例ⅢA(N2)期EGFR突变非鳞NSCLC,术前接受阿美替尼或厄洛替尼或化疗新辅助治疗,主要研究终点为ORR。

表 7.1　已发表 EGFR 突变靶向新辅助治疗临床研究汇总

| 研究 | 样本量 | 临床分期 | 药物 | 治疗时间 | ORR | 术后辅助 | 中位 DFS |
|---|---|---|---|---|---|---|---|
| Lara-Guerra[3] | 36 | I | 吉非替尼 | 28 天 | 11% | NA | NA |
| Schaake[4] | 60 | I-ⅡA | 厄洛替尼 | 21 天 | 5% | NA | NA |
| Xiong[5] | 19 | ⅢA(N2) | 厄洛替尼 | 60 天 | 42.1% | 化疗 | 11.2 m |
| Zhang[6] | 35 | Ⅱ-ⅢA | 吉非替尼 | 42 天 | 54.5% | 化疗 | 33.5 m |
| Zhong[7] | 12 | ⅢA(N2) | 厄洛替尼 | 42 天 | 58.3% | NA | 6.9 m |
| Zhong[8] | 37 | ⅢA(N2) | 厄洛替尼 | 42 天 | 54.1% | 靶向 | 21.5 m |

## 二、EGFR 突变靶向辅助治疗

在前期 EGFR 突变的新辅助治疗临床研究中,由于当时化疗仍为 NSCLC 术后辅助治疗的标准方案,因此除 EMERGING-CTONG 1103 研究以外,大部分研究并未采用术后继续辅助靶向治疗的实验设定。然而,随着多个 EGFR-TKI 辅助治疗研究的出炉,靶向辅助治疗目前已成为各大指南推荐的标准方案。

在早期的 EGFR-TKI 辅助治疗研究中,与新辅助研究类似,由于对 EGFR-TKI 的目标人群认识不足,纳入的病例均未进行 EGFR 突变的筛选,因此未能得到阳性结果。BR19 是首个 EGFR-TKI 靶向辅助治疗的多中心Ⅲ期临床研究[10],纳入 503 例完全切除的ⅠB-ⅢA 期 NSCLC 患者,然而仅有 4% 的患者具有 EGFR 突变。患者随机接受吉非替尼或安慰剂治疗 2 年,主要研究终点为 DFS 及 OS。结果显示,吉非替尼组与安慰剂组之间 OS(5.1 y vs. NR,$HR=1.24$,95%CI 0.94~1.64,$p=0.14$) 及 DFS(4.2 y vs. NR,$HR=1.22$,95%CI 0.93~1.61,$p=0.15$)未见显著性差异。相似地,RADIANT 研究纳入了 973 例完整切除的ⅠB-ⅢA 期患者随机接受厄洛替尼或安慰剂辅助治疗 2 年[11],仅 16.5% 的患者经免疫组化或 FISH 确认为 EGFR 表达或扩增,主要研究终点为 DFS。在总体人群中,DFS 未见显著性差异(50.5 m vs 48.2 m,$HR=0.90$,95%CI 0.74~1.10,$p=0.324$),在 161 例 EGFR 阳性的亚组分析中,厄洛替尼显示了延长中位 DFS 的趋势(46.4 m vs. 28.5 m,$HR=0.61$,95%CI 0.38~0.98;$p=0.039$),但差异未达到预设的统计学阈值。因此,对于未经筛选的人群,EGFR-TKI 辅助治疗不能带来生存获益。

随着 EGFR 突变状态对于靶向治疗疗效预测的建立,后续的靶向辅助治疗研究纳入的均为确诊为 EGFR 基因突变的人群。EVAN 研究是一项比较厄洛替尼与化疗作为 EGFR 突变ⅢA 期 NSCLC 患者的辅助治疗疗效与安全性的Ⅱ期临床研究[12],主要研究终点为 2 年 DFS,最终纳入 102 例病人随机接受厄洛替尼辅助治疗 2 年或 4 个周期的含铂双药化疗,结果显示厄洛替尼显著延长了患者的 2 年 DFS(81.4% vs. 44.6%,$p=0.0054$),更新的随访结果显示厄洛替尼辅助治疗亦显著延长了患者的中位 OS(84.2 m vs. 61.1 m,$HR=0.318$,95%CI 0.151~0.670),两组患者 5 年 OS 率分别为 84.8% 和 51.1%[13]。

ADJUVANT/CTONG1104是第一个取得阳性结果的EGFR-TKI术后辅助治疗NSCLC的Ⅲ期临床研究[14],222例R0切除的Ⅱ-ⅢA(N1-N2)EGFR突变患者随机接受吉非替尼辅助治疗2年或4个周期的化疗,主要研究终点为DFS。结果显示吉非替尼显著延长了患者的中位DFS(28.7 m vs. 18.0 m,$HR=0.60$,$p=0.0054$)。中位随访时间延长至80个月时,两组的中位OS分别为75.5个月及62.8个月($HR=0.92$,95%CI 0.62~1.36,$p=0.674$),5年OS率分别为53.2%及51.2%($p=0.784$),显示了吉非替尼辅助治疗带来的DFS延长并未最终转化为OS获益。相似地,在日本开展IMPACT研究纳入了232例完整切除的Ⅱ-ⅢA期EGFR突变的NSCLC,随机接受吉非替尼辅助治疗2年或4个周期化疗,主要研究终点为DFS。尽管吉非替尼组中位DFS更长(35.9 m vs. 25.1 m),但生存曲线在术后4年左右开始交叉,因此DFS未见统计学差异($HR=0.92$,95%CI 0.67~1.28,$p=0.63$),5年OS亦未显示差异(78.0% vs. 74.6%,$HR=1.03$,95%CI 0.65~1.65,$p=0.92$)[15]。国产EGFR-TKI在辅助治疗领域亦取得了较好的疗效,EVIDENCE研究纳入了322例Ⅱ-ⅢA期完整切除的NSCLC,随机接受2年的埃克替尼辅助治疗或4个周期化疗,主要研究终点为DFS,结果显示埃克替尼组的DFS显著延长(47.0 m vs. 22.1 m,$HR=0.36$,95%CI 0.24~0.55,$p<0.0001$)。两组患者3年的DFS分别为63.9%和32.5%[16]。

ADAURA研究是第一个三代EGFR-TKI用于术后辅助治疗的Ⅲ期临床研究,并取得了令人瞩目的阳性结果。研究共纳入628名ⅠB-ⅢA完整切除的NSCLC,完成辅助化疗后(不强制),随机接受奥希替尼或安慰剂辅助治疗3年,主要研究终点为Ⅱ-ⅢA期患者的DFS,次要研究终点包括整体人群的DFS、OS。奥希替尼组和安慰剂组不良反应发生率分别为98%和89%,3级以上不良反应发生率分别为20%及13%,奥希替尼组间质性肺炎发生率为3%。随访结果显示,奥希替尼显著提高了Ⅱ-ⅢA期患者2年的DFS率(90% vs. 44%,$HR=0.17$,99.06%CI 0.11~0.26,$p<0.001$),在ⅠB-ⅢA期整体人群中,奥希替尼组依然显示出更高的DFS(89% vs. 52%,$HR=0.20$,$p<0.001$)。基于此,FDA批准了奥希替尼用于ⅠB-ⅢA期EGFR突变NSCLC患者的术后辅助治疗。以上靶向辅助临床研究见表7.2。

表7.2　已发表EGFR突变靶向辅助治疗临床研究汇总

| 研究 | 样本量 | 纳入人群 | 药物 | 辅助时间 | 靶向/对照DFS | 靶向/对照OS |
|---|---|---|---|---|---|---|
| BR19[10] | 503 | ⅠB-ⅢA | 吉非替尼/安慰剂 | 2年 | 4.2 y/NR# | 5.1 y/NR# |
| RADIANT[11] | 973 | ⅠB-ⅢA | 厄洛替尼/安慰剂 | 2年 | 50.5m/48.2m# | NR |
| EVAN[12] | 102 | ⅢA | 厄洛替尼/化疗 | 2年 | 2年DFS: 81.4%/44.6%* | 84.2 m/61.1 m* |
| ADJUVANT[14] | 222 | Ⅱ-ⅢA(N1-N2) | 吉非替尼/化疗 | 2年 | 28.7 m/18.0 m* | 75.5/62.8# |
| IMPACT[15] | 232 | Ⅱ-ⅢA | 吉非替尼/化疗 | 2年 | 35.9 m/25.1 m# | 5年OS: 78.0%/74.6%# |
| EVIDENCE[16] | 322 | Ⅱ-ⅢA | 厄洛替尼/化疗 | 2年 | 47.0 m/22.1 m* | NR |
| ADAURA[17] | 628 | ⅠB-ⅢA | 奥希替尼/安慰剂 | 3年 | 2年DFS: 89%/52%* | NR |

注:#无统计学差异;*有统计学差异。

因此,对于EGFR突变的患者,在术前接受新辅助靶向治疗后,术后的EGFR-TKI维持治疗亦显得尤为重要,如正在开展的NeoADAURA研究,其设定的术后辅助治疗方案不再是传统的化疗,而是研究者或MDT制定的最佳治疗方案,包括3年的奥希替尼辅助治疗。

## 三、其他驱动基因突变新辅助靶向治疗

相对于EGFR突变,其他驱动基因突变发生率更低,因此相关新辅助靶向治疗临床研究更少,大多仅为个案报道。一项回顾性研究纳入了11例ALK阳性Ⅲ期NSCLC[18],术前接受克唑替尼治疗的中位时间为28天,ORR达90.9%,所有患者均接受手术,10例患者为R0切除,有2例患者达到了pCR,术后有4例病人继续接受克唑替尼辅助治疗。11例患者有6例在随访中出现肿瘤复发,中位DFS为10.1个月。SAKULA试验是一项多中心单臂Ⅱ期研究,旨在评估色瑞替尼新辅助治疗Ⅱ-Ⅲ期可切除NSCLC的疗效和安全性[19]。7例患者接受3个周期(28天/周期)色瑞替尼治疗的ORR为100%,最终6例接受了手术切除,MPR为57%,其中pCR为29%。

其他驱动基因的新辅助治疗由于其更低的发生率,开展临床研究更为困难,目前仍未见报道,仅有少数研究正在进行中,LIBRETTO-001(NCT03157128)研究为一项大型篮子实验,旨在评估Selpercatinib治疗RET融合实体肿瘤的疗效及安全性,样本量为989例,分为7个队列,其中一个队列针对早期RET融合NSCLC行新辅助治疗。Geometry-N(NCT04926831)研究拟纳入38例可切除MET 14跳跃性突变或MET基因扩增的ⅠB-ⅢB期NSCCL患者,评估Capmatinib新辅助治疗的疗效,主要研究终点为MPR。NAUTIKA1(NCT04302025)研究为一生物标志物指导的Ⅱ期伞式临床试验,拟纳入80例ALK、ROS1、NTRK、BRAF、RET驱动基因突变的可切除ⅠB-ⅢB期NSCLC,进行对应的靶向新辅助及辅助治疗,主要研究终点亦为MPR。未来这些临床试验的结果将为罕见突变的新辅助靶向治疗提供更多的循证医学证据。

参考文献

[ 1 ] Hirsch F R, Scagliotti G V, Mulshine J L, et al. Lung cancer: current therapies and new targeted treatments [J]. Lancet, 2017, 389(10066):299-311.

[ 2 ] Forde P M, Spicer J, Lu S, et al. Neoadjuvant Nivolumab plus Chemotherapy in Resectable Lung Cancer [J]. N. Engl. J. Med., 2022.

[ 3 ] Lara-Guerra H, Waddell T K, Salvarrey M A, et al. Phase Ⅱ study of preoperative gefitinib in clinical stage Ⅰ non-small-cell lung cancer [J]. J. Clin. Oncol., 2009, 27(36):6229-6236.

[ 4 ] Schaake E E, Kappers I, Codrington H E, et al. Tumor response and toxicity of neoadjuvant erlotinib in patients with early-stage non-small-cell lung cancer [J]. J. Clin. Oncol., 2012, 30(22):2731-2738.

[ 5 ] Xiong L, Li R, Sun J, et al. Erlotinib as Neoadjuvant Therapy in Stage ⅢA(N2) EGFR Mutation-Positive Non-Small Cell Lung Cancer: A Prospective, Single-Arm, Phase Ⅱ Study [J]. Oncologist, 2019, 24(2):157-158.

[ 6 ] Zhang Y, Fu F, Hu H, et al. Gefitinib as neoadjuvant therapy for resectable stage Ⅱ-ⅢA non-small cell

lung cancer: A phase Ⅱ study [J]. J. Thorac. Cardiovasc. Surg., 2021, 161(2):434-442.e2.

［7］ Zhong W, Yang X, Yan H, et al. Phase Ⅱ study of biomarker-guided neoadjuvant treatment strategy for ⅢA-N2 non-small cell lung cancer based on epidermal growth factor receptor mutation status [J]. J. Hematol. Oncol., 2015, 8:54.

［8］ Zhong W Z, Chen K N, Chen C, et al. Erlotinib Versus Gemcitabine Plus Cisplatin as Neoadjuvant Treatment of Stage ⅢA-N2 EGFR-Mutant Non-Small-Cell Lung Cancer (EMERGING-CTONG 1103): A Randomized Phase Ⅱ Study [J]. J. Clin. Oncol., 2019, 37(25):2235-2245.

［9］ Tsuboi M, Weder W, Escriu C, et al. Neoadjuvant osimertinib with/without chemotherapy versus chemotherapy alone for EGFR-mutated resectable non-small-cell lung cancer: NeoADAURA [J]. Future Oncol., 2021, 17(31):4045-4055.

［10］ Goss G D, O'Callaghan C, Lorimer I, et al. Gefitinib versus placebo in completely resected non-small-cell lung cancer: results of the NCIC CTG BR19 study [J]. J. Clin. Oncol., 2013, 31(27): 3320-3326.

［11］ Kelly K, Altorki N K, Eberhardt W E, et al. Adjuvant Erlotinib Versus Placebo in Patients With Stage ⅠB-ⅢA Non-Small-Cell Lung Cancer (RADIANT): A Randomized, Double-Blind, Phase Ⅲ Trial [J]. J. Clin. Oncol., 2015, 33(34):4007-4014.

［12］ Yue D, Xu S, Wang Q, et al. Erlotinib versus vinorelbine plus cisplatin as adjuvant therapy in Chinese patients with stage ⅢA EGFR mutation-positive non-small-cell lung cancer (EVAN): a randomised, open-label, phase 2 trial [J]. Lancet Respir. Med., 2018, 6(11):863-873.

［13］ Yue D S, Xu S D, Wang Q, et al. Updated overall survival (OS) and exploratory analysis from the randomized, phase Ⅱ EVAN study of erlotinib (E) versus vinorelbine plus cisplatin (NP) as adjuvant therapy in Chinese patients with stage ⅢA EGFR plus NSCLC [J]. Journal of Clinical Oncology, 2021, 39(15).

［14］ Zhong W Z, Wang Q, Mao W M, et al. Gefitinib versus vinorelbine plus cisplatin as adjuvant treatment for stage Ⅱ-ⅢA (N1-N2) EGFR-mutant NSCLC (ADJUVANT/CTONG1104): a randomised, open-label, phase 3 study [J]. Lancet Oncol., 2018, 19(1):139-148.

［15］ Tada H, Mitsudomi T, Misumi T, et al. Randomized Phase Ⅲ Study of Gefitinib Versus Cisplatin Plus Vinorelbine for Patients With Resected Stage Ⅱ-ⅢA Non-Small-Cell Lung Cancer With EGFR Mutation (IMPACT) [J]. J. Clin. Oncol., 2022, 40(3):231-241.

［16］ He J, Su C, Liang W, et al. Icotinib versus chemotherapy as adjuvant treatment for stage Ⅱ-ⅢA EGFR-mutant non-small-cell lung cancer (EVIDENCE): a randomised, open-label, phase 3 trial [J]. Lancet Respir. Med., 2021, 9(9):1021-1029.

［17］ Wu YL, Tsuboi M, He J, et al. Osimertinib in Resected EGFR-Mutated Non-Small-Cell Lung Cancer [J]. N. Engl. J. Med., 2020, 383(18):1711-1723.

［18］ Zhang C, Li S L, Nie Q, et al. Neoadjuvant Crizotinib in Resectable Locally Advanced Non-Small Cell Lung Cancer with ALK Rearrangement [J]. J. Thorac. Oncol., 2019, 14(4):726-731.

［19］ Zenke Y, Yoh K, Sakakibara-Konishi J, et al. Neoadjuvant Ceritinib for Locally Advanced Non-Small Cell Lung Cancer with ALK Rearrangement: SAKULA Trial [J]. Journal of Thoracic Oncology, 2019, 14(10):S626-S627.

# 第八章　肺神经内分泌肿瘤以及小细胞肺癌新辅助治疗进展

## 一、神经内分泌肿瘤的新辅助免疫治疗

由于组织形态学、遗传学与分子生物学特性,2021年WHO将神经内分泌肿瘤单独分类并根据肿瘤侵袭程度,将其分为前驱病变[弥漫性特发性肺神经内分泌细胞增生(diffuse idiopathic pulmonary neuroendocrine cell hyperplasia,DIPNECH)],低侵袭程度[典型类癌(typical carcinoid,TC)],中侵袭程度[非典型类癌(atypical carcinoid,AC)]与高侵袭程度[大细胞神经内分泌癌(LCNEC)和小细胞肺癌(SCLC)][1]。其中,大细胞神经内分泌癌与小细胞肺癌为高侵袭程度肿瘤,发现时多为晚期,预后较差,更具有新辅助免疫治疗意义。因此,本节仅讨论高侵袭性神经内分泌肿瘤新辅助免疫治疗的研究最新进展情况。

## 二、大细胞神经内分泌癌的新辅助免疫治疗

不同于常见的上皮源性肿瘤如腺癌、鳞癌等,大细胞神经内分泌癌有着更低的发病率,约占肺癌诊断的3%,但其预后比同分期的腺癌、鳞癌的上皮性肿瘤更加差,患者5年生存率仅为35%[2]。手术是早期LCNEC的首选治疗方法,其对化疗并不敏感,驱动基因突变频率也较低[3],但使用铂类化疗的多模式治疗仍是局部晚期LCNEC患者的一线方案[4]。相关新辅助治疗的研究较少,研究的规模也较小。手术是大细胞神经内分泌癌的最重要治疗手段,即使是中晚期(Ⅱ-ⅢA或N2)的患者,经过手术治疗的预后也比单纯放化疗更好[4]。

由于术前穿刺样本诊断的不确定性以及大细胞神经内分泌癌发病率低,针对性的新辅助免疫治疗的队列研究还未有且难以进行。在一项刚结束的临床研究中(NCT03305133)[5],他们纳入了17个中心、105位术前穿刺诊断大细胞神经内分泌癌的患者。在4个中心病理复核后,仅有68例(65%)患者最终被诊断为大细胞神经内分泌癌,11(10%)位患者病理被诊断为小细胞肺癌。在68例患者中仅有7(11%)例患者表达PD-L1(≥1%),有10例患者在转移后使用纳武单抗(nivolumab)有一定效果(PR)。日本学者Masayuki[6]等人报道过一项针对大细胞神经内分泌癌的回顾性研究。在穿刺确认为晚期(ⅢB-Ⅳ)、不可手术的大细胞神经内分泌癌患者中使用了nivolumab或pembrolizumab免疫药物,虽绝大多数患者PD-1表达率低,但使用免疫治疗的效果也比未使用免疫药物更好。

虽然有研究表明大细胞神经内分泌癌高表达PD-L1患者预后较差,而在肿瘤微环境中

的免疫细胞 PD-L1 高表达似乎对预后有益[7-8]。免疫治疗在肺大细胞神经内分泌癌治疗中的作用尚不明确,相关的免疫治疗晚期大细胞神经内分泌癌的前瞻性临床研究正在进行(NCT03728361,NCT05058651)。目前还没有临床试验来检验免疫新辅助治疗的效果,仅有个例报道。

Fei Chen[9]等人报道了一例大细胞神经内分泌癌新辅助免疫治疗的案例,患者治疗前穿刺活检为非小细胞肺癌。免疫组化 TTF-1、napsinA、突触小泡、嗜铬蛋白 A、CD56、P40 和 P63 都为阴性,CK(AE1/AE3)、P53、Ki-67、CK5/6 为阳性。测序显示 PD-L1、EGFR、ALK、MET、ROS1、HER2、KARS、BRAF 均为阴性。综合影响和穿刺结果,诊断为ⅢA 期(cT4N1M0)非小细胞肺癌。经过 2 个周期紫杉醇＋卡铂化疗联合信迪利单抗免疫治疗后,出现Ⅱ级骨髓抑制,再用重组人粒细胞集落刺激因子治疗恢复白细胞计数。复查患者胸部增强 CT,肺癌明显缩小,纵隔淋巴结轻度肿大,左肺门支气管淋巴结肿大。新辅助治疗的疗效达到部分缓解(PR),并重新分期为ⅢA 期(cT3N1M0)后行左上肺叶切除术和纵隔淋巴结清扫术。术后病理示大细胞癌伴小灶神经内分泌分化,无血管侵犯、神经侵犯、胸膜侵犯、气道扩散及淋巴结转移,病理分期为ⅠA 期(pT1bN0M0)。

综上所述,尽管没有明确针对晚期大细胞神经内分泌癌的治疗指南,根据零星的报道提供的参考,免疫治疗在大细胞神经内分泌癌中具有一定效果。其对化疗并不敏感,驱动基因突变频率较低,并且手术作为 LCNEC 的最主要治疗方案,结合手术与免疫治疗优势的免疫新辅助可能是一种极有前景的治疗方式。希望在将来能有前瞻性研究证明新辅助免疫治疗的有效性和安全性。

# 三、小细胞肺癌的新辅助免疫治疗

相较于同属高级别神经内分泌肿瘤的大细胞神经内分泌癌,小细胞肺癌并不罕见,发病率占肺癌的 10％～15％[10-11]。其预后远比其他肺癌更差,局限期小细胞肺癌 5 年生存率为 20％～25％,而广泛期的小细胞肺癌 5 年生存率仅为 2％,并且小细胞肺癌在发现时多已转移。可手术的小细胞肺癌,通常手术加术后以铂类为主化疗或放化疗作为治疗方式。不可手术的小细胞肺癌以放化疗为主的姑息性治疗作为治疗方式[12-16]。

由于小细胞肺癌对化疗的反应较好,大多数免疫治疗的研究多与化疗联合或序贯治疗[17-19],证实联合 PD-(L)1 抑制剂的化疗效果多优于单化疗方案,而联合 CTLA-4 抑制剂没有明显获益[20]。在免疫治疗单药使用情况下,预后却劣于化疗方案[21-22]。这可能与小细胞肿瘤免疫细胞浸润情况有关。

小细胞肺癌肿瘤浸润淋巴细胞水平低,有较少的细胞毒性 T 细胞浸润,PD-1 阳性的免疫细胞都在肿瘤周围而不在瘤内[23],且 CD8+ T 细胞浸润程度与预后无关[24-25]。小细胞肺癌的 PD-L1 表达在不同的研究中差异极大,包括瘤内与瘤周免疫细胞,多数研究认为 PD-L1 表达在小细胞肺癌中较低,但 PD-L1 表达在小细胞肺癌的预后影响也并无定论[17, 24-29],需要更大量样本进一步研究。

小细胞肺癌除免疫治疗与化疗治疗的临床研究外,免疫治疗也有新辅助相关前瞻性研究正在进行中。来自上海市肺科医院的张鹏教授主导了2项关于小细胞肺癌新辅助免疫治疗的临床试验(NCT04539977,NCT04542369):① NCT04539977是一项非随机、开放、单中心的Ⅱ期研究,旨在评估TQB2450 (PD-L1抑制剂)联合顺铂和依托泊苷化疗作为小细胞肺癌一线治疗的有效性和安全性。在局限期小细胞肺癌患者中使用TQB2450 1200 mg,3周一次,2~4周期,联合顺铂75 mg/m²和依托泊苷100 mg/m²,每3周前3天每天一次,2~4周期后根据评估进行手术/放疗/综合治疗。最后使用TQB2450 1200 mg,3周一次巩固治疗直至疾病进展,或出现其他停药标准[毒性不耐受、不再临床获益、接受另一种抗肿瘤方案(放疗除外)、撤回知情同意或死亡]。在广泛期小细胞肺癌患者中使用TQB2450 1200 mg,3周一次,2~4周期,联合顺铂75 mg/m²和依托泊苷100 mg/m²,每3周前3天每天一次,2~4周期。最后使用TQB2450 1200 mg,3周一次维持治疗直至疾病进展,或其他停药标准(同上标准)。② NCT04542369是一项Ⅱ期、非随机、开放、单中心的研究,旨在评估新辅助BGB-A317(PD-1抑制剂)联合顺铂和依托泊苷化疗辅以根治性手术作为局限性期SCLC患者一线治疗的有效性和安全性。实验组是局限期小细胞肺癌使用BGB-A317 200 mg,每日静滴,2~4周期,联合顺铂75 mg/m²和依托泊苷100 mg/m²,3周一次,2~4周期后行根治性手术。最后使用BGB-A317 200 mg,每日静滴维持治疗直至疾病进展,或其他停药标准(同上标准)。对照组仅使用BGB-A317 200 mg,每日静滴,2~4周期,联合顺铂75 mg/m²和依托泊苷100 mg/m²,3周一次,2~4周期后使用BGB-A317 200 mg,每日静滴维持治疗直至疾病进展,或其他停药标准(同上标准)。

同样来自上海市肺科医院的何雅亿教授也主导了一项关于小细胞肺癌新辅助免疫治疗的临床试验(NCT04696939)。NCT04696939是一项旨在评估阿替利珠单抗(PD-L1抑制剂)联合化疗与单独化疗对比在局限性小细胞肺癌治疗的安全性和有效性的Ⅱ期研究。患者将被1:1分成2组,实验组使用阿替利珠单抗,1200 mg,每3周一次,2个周期,联合卡铂75 mg/m²和依托泊苷100 mg/m²,每3周一次,2个周期,经过综合评估后手术。对照组卡铂75 mg/m²和依托泊苷100 mg/m²,每3周一次,2个周期,最后同样经过综合评估后手术。

综上所述,尽管化疗是小细胞肺癌的一线治疗方案,但单纯化疗的复发率极高,手术作为局限期小细胞肺癌的重要治疗方案联合术前新辅助化疗或术后化疗有较好的效果。单用免疫治疗在小细胞中没有明显效果,联合化疗的效果优于单药治疗。因此,结合手术与免疫治疗联合化疗的新辅助可能进一步提高局限期小细胞肺癌的预后。而新辅助免疫治疗作为广泛期小细胞肺癌治疗方案的可能性还有待研究。

### 参考文献

[1] Nicholson A G, Tsao M S, Beasley M B, et al. The 2021 WHO Classification of Lung Tumors: Impact of Advances Since 2015 [J]. J. Thorac. Oncol., 2022,17(3):362-387.

[2] Fasano M, Della Corte C M, Papaccio F, et al. Pulmonary Large-Cell Neuroendocrine Carcinoma: From Epidemiology to Therapy [J]. J. Thorac. Oncol., 2015, 10(8):1133-1141.

[3] Wang V E, Urisman A, Albacker L, et al. Checkpoint inhibitor is active against large cellneuroendocrine

carcinoma with high tumor mutation burden[J]. J. Immunother. Cancer, 2017, 5(1):75.

[ 4 ] Raman V, Jawitz O K, Yang C J, et al. Outcomes for Surgery in Large Cell Lung Neuroendocrine Cancer[J]. J. Thorac. Oncol., 2019, 14(12):2143-2151.

[ 5 ] Arpin D, Charpentier M C, Bernardi M, et al. PD-L1-expression patterns in large-cell neuroendocrine carcinoma of the lung: potential implications for use of immunotherapy in these patients: the GFPC 03-2017 "EPNEC" study[J]. Ther. Adv. Med. Oncol., 2020, 12:1758835920937972.

[ 6 ] Shirasawa M, Yoshida T, Takayanagi D, et al. Activity and Immune Correlates of Programmed Death-1 Blockade Therapy in Patients With Advanced Large Cell Neuroendocrine Carcinoma[J]. Clin. Lung Cancer, 2021, 22(4):282-291;e6.

[ 7 ] Rösner E, Kaemmerer D, Neubauer E, et al. Prognostic value of PD-L1 expression in bronchopulmonary neuroendocrine tumours[J]. Endocr. Connect., 2021, 10(2):180-190.

[ 8 ] Tsuruoka K, Horinouchi H, Goto Y, et al. PD-L1 expression in neuroendocrine tumors of the lung[J]. Lung Cancer, 2017, 108:115-120.

[ 9 ] Chen F, Hua H, Huang H. Neoadjuvant chemotherapy combined with immunotherapy for pulmonary large-cell neuroendocrine carcinoma: a case report[J]. Ann. Palliat. Med., 2021, 10(7):8479-8483.

[10] Gazdar A F, Bunn P A, Minna J D. Small-cell lung cancer: what we know, what we need to know and the path forward[J]. Nat. Rev. Cancer, 2017, 17(12):725-737.

[11] Govindan R, Page N, Morgensztern D, et al. Changing epidemiology of small-cell lung cancer in the United States over the last 30 years: analysis of the surveillance, epidemiologic, and end results database [J]. J. Clin. Oncol., 2006, 24(28):4539-4544.

[12] Kalemkerian G P, Akerley W, Bogner P, et al. Small cell lung cancer[J]. J. Natl. Compr. Canc. Netw., 2013, 11(1):78-98.

[13] Kalemkerian G P, Schneider B J. Advances in Small Cell Lung Cancer[J]. Hematol. Oncol. Clin. North. Am., 2017, 31(1):143-156.

[14] Behera M, Ragin C, Kim S, et al. Trends, predictors, and impact of systemic chemotherapy in small cell lung cancer patients between 1985 and 2005[J]. Cancer, 2016, 122(1):50-60.

[15] Sørensen M, Pijls-Johannesma M, Felip E. Small-cell lung cancer: ESMO Clinical Practice Guidelines for diagnosis, treatment and follow-up[J]. Ann. Oncol., 2010, 21(Suppl 5):120-125.

[16] Oldenburg J, Aparicio J, Beyer J, et al. Personalizing, not patronizing: the case for patient autonomy by unbiased presentation of management options in stage I testicular cancer[J]. Ann. Oncol., 2015, 26(5): 833-838.

[17] Antonia S J, López-Martin J A, Bendell J, et al. Nivolumab alone and nivolumab plus ipilimumab in recurrent small-cell lung cancer (CheckMate 032): a multicentre, open-label, phase 1/2 trial[J]. Lancet Oncol., 2016, 17(7):883-895.

[18] Chung H C, Piha-Paul S A, Lopez-Martin J, et al. Pembrolizumab After Two or More Lines of Previous Therapy in Patients With Recurrent or Metastatic SCLC: Results From the KEYNOTE-028 and KEYNOTE-158 Studies[J]. J. Thorac. Oncol., 2020, 15(4):618-627.

[19] Paz-Ares L, Dvorkin M, Chen Y, et al. Durvalumab plus platinum-etoposide versus platinum-etoposide in first-line treatment of extensive-stage small-cell lung cancer (CASPⅠAN): a randomised, controlled, open-label, phase 3 trial[J]. Lancet, 2019, 394(10212):1929-1939.

[20] Reck M, Luft A, Szczesna A, et al. Phase Ⅲ Randomized Trial of Ipilimumab Plus Etoposide and Platinum Versus Placebo Plus Etoposide and Platinum in Extensive-Stage Small-Cell Lung Cancer[J]. J. Clin.

Oncol., 2016, 34(31):3740-3748.

[21] Pujol J L, Greillier L, Audigier-Valette C, et al. A Randomized Non-Comparative Phase Ⅱ Study of Anti-Programmed Cell Death-Ligand 1 Atezolizumab or Chemotherapy as Second-Line Therapy in Patients With Small Cell Lung Cancer: Results From the IFCT-1603 Trial[J]. J. Thorac. Oncol., 2019, 14 (5):903-913.

[22] Goldman J W, Dowlati A, Antonia S J, et al. Safety and antitumor activity of durvalumab monotherapy in patients with pretreated extensive disease small-cell lung cancer (ED-SCLC) [J]. J. Clin. Oncol., 2018, 36(15 Suppl):8518.

[23] Hamilton G, Rath B. Immunotherapy for small cell lung cancer: mechanisms of resistance[J]. Expert Opin. Biol. Ther., 2019, 19(5):423-432.

[24] Carvajal-Hausdorf D, Altan M, Velcheti V, et al. Expression and clinical significance of PD-L1, B7-H3, B7-H4 and TILs in human small cell lung Cancer (SCLC) [J]. J. Immunother Cancer, 2019, 7(1):65.

[25] Bonanno L, Pavan A, Dieci M V, et al. The role of immune microenvironment in small-cell lung cancer: Distribution of PD-L1 expression and prognostic role of FOXP3-positive tumour infiltrating lymphocytes [J]. Eur. J. Cancer, 2018, 101:191-200.

[26] Yu H, Batenchuk C, Badzio A, et al. PD-L1 Expression by Two Complementary Diagnostic Assays and mRNA In Situ Hybridization in Small Cell Lung Cancer[J]. J. Thorac. Oncol., 2017, 12(1):110-120.

[27] Gadgeel S M, Pennell N A, Fidler M J, et al. Phase Ⅱ Study of Maintenance Pembrolizumab in Patients with Extensive-Stage Small Cell Lung Cancer (SCLC) [J]. J. Thorac. Oncol., 2018, 13(9): 1393-1399.

[28] Schultheis A M, Scheel A H, Ozretić L, et al. PD-L1 expression in small cell neuroendocrine carcinomas [J]. Eur. J. Cancer, 2015, 51(3):421-426.

[29] Komiya T, Madan R. PD-L1 expression in small cell lung cancer[J]. Eur. J. Cancer, 2015, 51(13): 1853-1855.

# 第九章　肺癌免疫治疗后假性进展的问题

假性进展(pseudoprogression)是指肿瘤接受化疗或免疫治疗等疗法后出现的肿瘤负荷短暂增加,随后肿瘤延迟缩小的现象[1-2]。免疫治疗中的假性进展最早报道于2009年,黑色素瘤患者在接受CTLA-4单抗治疗后出现了肿瘤病灶的增大,经活检证实为炎症细胞浸润和坏死,随后肿瘤负荷减轻[3]。之后,在肺癌、前列腺癌、肾细胞癌等实体瘤的免疫治疗中也观察到假性进展这一非常规的临床反应[4-6]。据报道,假性进展在免疫治疗晚期肺癌中的发生率为0.6%～5.8%[7],且免疫治疗后出现假性进展的患者预后显著较好[8]。

## 一、假性进展的临床表现

假性进展时出现的肿瘤负荷增加可表现为多种形式,最常见的是病灶直径增大、新发病灶,但偶尔也可能出现心包浸润、胸膜播散等表现[9-10]。部分假性进展症状可能与免疫治疗不良反应类似,但与免疫治疗不良反应存在显著区别,假性进展在患者继续接受免疫治疗后会出现病灶的缓解和症状的改善,而免疫相关不良反应在继续接受免疫治疗后则会出现症状的持续加重。

通常情况下,假性进展被认为不合并临床症状,但Vrankar等在2018年报道了伴发其他症状的假性进展患者,这些症状包括疼痛、系统性炎症反应、上腔静脉综合征、心肌梗死、咯血和呼吸功能不全等[11]。

## 二、假性进展的发生机制

假性进展的发生机制现在尚未完全阐明。对假性进展病灶的活检显示为炎性细胞的浸润和坏死,提示假性进展可能由免疫治疗引发的肿瘤细胞水肿、坏死、炎症细胞浸润等导致[3],尤其对于假性进展中影像学上新发现的"转移灶",通常认为在治疗之前已经存在转移,而由于免疫治疗中免疫细胞的聚集,该转移灶可以在影像学上观察到。此外,免疫治疗独特的治疗机制也可能是出现假性进展的原因,相比于放疗、化疗直接引起的肿瘤细胞死亡,免疫检查点抑制剂是通过切断人体免疫系统的"刹车"作用,恢复免疫细胞杀伤肿瘤的作用而实现,免疫细胞繁殖、迁移、杀伤需要一定的时间,因而会出现"延迟反应"现象。

## 三、假性进展的影像学评估

免疫治疗效应与传统的细胞毒性化疗明显不同,实体瘤反应评估标准1.1版(response evaluation criteria in solid tumors version 1.1,RECIST1.1)等传统的标准难以评估免疫治疗中出现的非典型反应模式。因此,为了准确评估免疫治疗效应,免疫相关反应标准(immune-related response criteria, irRC)被提出[12]。对比不同评估标准的研究证实,包含至少间隔4周2次评估的irRC相比于RECIST1.1可更加有效地判别出4周内延迟缓解的假性进展,而这些患者则会被RECIST评估为疾病进展[13-14]。然而,irRC采用双径测量方法(最长径与其垂直短径乘积)评估肿瘤负荷,而单径测量方法(最长径)被证实比双径测量方法准确度更高[15-16]。因此,更进一步的immune-related RECIST标准(irRECIST)和immune-based RECIST标准(iRECIST)在2014年和2017年被相继提出,均推荐对可疑进展的病灶进行间隔至少4周的连续评估以确认病灶是否是假性进展[17-18]。但irRECIST标准未明确是否需要测量所有新发病灶,因此iRECIST标准可能更适用于免疫疗法的疗效评估。不同疗效评估标准的对比见表9.1。

表 9.1 不同疗效评估标准的对比

| 标准 | 肿瘤负荷计算方法 | 疾病进展标准 | 排除假性进展 |
| --- | --- | --- | --- |
| RECIST1.1 | 肿瘤最长径(之和) | ● 肿瘤负荷增加≥20% (绝对值增加≥5 mm) <br>● 非靶病灶进展 <br>● 新发病灶 | 未涉及 |
| irRC | 肿瘤长短径的积 (之和) | 肿瘤负荷增加≥25% (间隔至少4周连续评估) | ● 肿瘤负荷增加≥25% |
| irRECIST | 肿瘤最长径(之和) | ● 肿瘤负荷增加≥20% (绝对值增加≥5 mm) <br>● 非靶病灶进展 <br>● 新发病灶 (间隔至少4周连续评估) | ● 病灶持续进展 <br>● 出现新发病灶 |
| iRECIST | 肿瘤最长径(之和) | ● 肿瘤负荷增加≥20% (绝对值增加≥5 mm) <br>● 非靶病灶进展 <br>● 新发病灶 (间隔至少4周连续评估) | ● 靶病灶或非靶病灶直径增加 <br>● 新靶病灶直径增加>5 mm <br>● 新的非靶病灶进展 <br>● 出现其他新发病灶 |

## 四、假性进展的病理学评估

免疫治疗后影像学表现上的直径增大不一定标志着肿瘤的进展,即使通过连续间隔评估可以鉴别出部分假性进展,但由于免疫治疗延迟效应时间的差异,影像学证据仍不足以区分疾病进展与假性进展。因此,病理学评估在区分疾病进展和假性进展方面有重要价值。假性进展患者的病理评估(HE染色和免疫组化)显示为淋巴细胞与凋亡相关蛋白的显著增加,而进展患者的活检则显示为肿瘤组织。

## 五、假性进展的血清标志物评估

血清中的部分生物标志物也被认为可以用于区分疾病进展与假性进展。免疫治疗前后的趋化因子配体2(chemokine C-X-C motif ligand 2, CXCL2)和基质金属蛋白酶2(matrix metalloproteinase 2, MMP2)水平被报道与PD-1单抗疗效显著相关,并且可用于区分假性进展与疾病进展,治疗后CXCL2水平的下降、MMP2水平的上升与假性进展和患者预后的改善相关[19]。白细胞介素8(IL-8)水平也被报道与肿瘤免疫治疗效应和假性进展相关,在免疫治疗有效和假性进展的患者中,治疗后血清IL-8水平显著低于治疗前基线水平[20]。此外,循环肿瘤DNA水平(circulating tumor DNA, ctDNA)也在疾病进展和假性进展中显现出差异,假性进展患者的ctDNA水平在进展征象出现后快速下降,而疾病进展的患者则会出现ctDNA水平的上升[21]。另外据报道,ctDNA预测识别假性进展的敏感度和特异度分别为90%和100%[22]。

随着CheckMate 816结果的公布[23],新辅助免疫治疗的应用也会更加广泛,但是免疫治疗的非典型反应模式与传统疗法不同,给疾病管理监测带来了挑战,尤其是部分患者在治疗后出现的疾病进展对免疫治疗发展产生了一定的阻碍。因此,准确预测、鉴别假性进展对调整治疗方案和改善患者预后极为重要。本章中探讨了一些与免疫治疗后假性进展的临床表现、评估方法以及相关生物标志物,但值得注意的是,由于假性进展的发生率较低,相关研究的样本量都较小,因此还需要在未来进行进一步的验证。

075

### 参考文献

[ 1 ] Zhou L, Zhang M, Li R, et al. Pseudoprogression and hyperprogression in lung cancer: a comprehensive review of literature[J]. J. Cancer Res. Clin. Oncol., 2020, 146(12):3269-3279.

[ 2 ] Chiou V L, Burotto M. Pseudoprogression and Immune-Related Response in Solid Tumors[J]. J. Clin. Oncol., 2015, 33(31):3541-3543.

[ 3 ] Di Giacomo A M, Danielli R, Guidoboni M, et al. Therapeutic efficacy of ipilimumab, an anti-CTLA-4 monoclonal antibody, in patients with metastatic melanoma unresponsive to prior systemic treatments: clinical and immunological evidence from three patient cases[J]. Cancer Immunol. Immunother., 2009, 58

(8):1297-1306.

[ 4 ] Rizvi N A, Mazières J, Planchard D, et al. Activity and safety of nivolumab, an anti-PD-1 immune checkpoint inhibitor, for patients with advanced, refractory squamous non-small-cell lung cancer (Check-Mate 063): a phase 2, single-arm trial[J]. Lancet Oncol., 2015, 16(3):257-265.

[ 5 ] Powles T, Eder J P, Fine G D, et al. MPDL3280A (anti-PD-L1) treatment leads to clinical activity in metastatic bladder cancer[J]. Nature, 2014, 515(7528):558-562.

[ 6 ] Motzer R J, Rini B I, McDermott D F, et al. Nivolumab for Metastatic Renal Cell Carcinoma: Results of a Randomized Phase Ⅱ Trial[J]. J. Clin. Oncol., 2015, 33(13):1430-1437.

[ 7 ] Nishino M, Ramaiya N H, Chambers E S, et al. Immune-related response assessment during PD-1 inhibitor therapy in advanced non-small-cell lung cancer patients[J]. J. Immunother. Cancer, 2016, 4:84.

[ 8 ] Won S E, Park H J, Byun S, et al. Impact of pseudoprogression and treatment beyond progression on outcome in patients with non-small cell lung cancer treated with immune checkpoint inhibitors. Oncoimmunology[J]. Oncoimmunology, 2020, 9(1):1776058.

[ 9 ] Song P, Zhang J, Shang C, et al. Curative effect assessment of immunotherapy for non-small cell lung cancer: The "blind area" of Immune Response Evaluation Criteria in Solid Tumors (iRECIST) [J]. Thorac. Cancer, 2019, 10(4):587-592.

[10] Kanazu M, Edahiro R, Krebe H, et al. Hyperprogressive disease in patients with non-small cell lung cancer treated with nivolumab: A case series[J]. Thorac. Cancer, 2018, 9(12):1782-1787.

[11] Vrankar M, Unk M. Immune RECIST criteria and symptomatic pseudoprogression in non-small cell lung cancer patients treated with immunotherapy[J]. Radiol. Oncol., 2018, 52(4):365-369.

[12] Wolchok J D, Hoos A, O'Day S, et al. Guidelines for the evaluation of immune therapy activity in solid tumors: immune-related response criteria[J]. Clin. Cancer Res., 2009, 15(23):7412-7420.

[13] Hodi F S, Hwu W J, Kefford R, et al. Evaluation of Immune-Related Response Criteria and RECIST v1.1 in Patients With Advanced Melanoma Treated With Pembrolizumab[J]. J. Clin. Oncol., 2016, 34 (13):1510-1517.

[14] Kim H K, Heo M H, Lee H S, et al. Comparison of RECIST to immune-related response criteria in patients with non-small cell lung cancer treated with immune-checkpoint inhibitors[J]. Cancer Chemother. Pharmacol., 2017, 80(3):591-598.

[15] Zhao B, James L P, Moskowitz C S, et al. Evaluating variability in tumor measurements from same-day repeat CT scans of patients with non-small cell lung cancer[J]. Radiology, 2009, 252(1):263-272.

[16] Nishino M, Guo M, Jackman D M, et al. CT tumor volume measurement in advanced non-small-cell lung cancer: Performance characteristics of an emerging clinical tool[J]. Acad. Radiol., 2011, 18(1): 54-62.

[17] Seymour L, Bogaerts J, Perrone A, et al. iRECIST: guidelines for response criteria for use in trials testing immunotherapeutics[J]. Lancet Oncol., 2017, 18(3):e143-e152.

[18] Bohnsack O H A, Ludajic K. Adaptation of the immune-related response criteria: irRECIST[J]. Ann. Oncol., 2014, 2525(Supplement 4):361-372.

[19] Matsuo N, Azuma K, Hattori S, et al. Association between soluble immune mediators and tumor responses in patients with nonsmall cell lung cancer treated with anti-PD-1 inhibitor[J]. Int. J. Cancer, 2019, 144(5):1170-1179.

[20] Sanmamed M F, Perez-Gracia J L, Schalper K A, et al. Changes in serum interleukin-8 (IL-8) levels reflect and predict response to anti-PD-1 treatment in melanoma and non-small-cell lung cancer patients[J].

Ann. Oncol., 2017, 28(8):1988-1995.

[21] Guibert N, Mazieres J, Delaunay M, et al. Monitoring of KRAS-mutated ctDNA to discriminate pseudo-progression from true progression during anti-PD-1 treatment of lung adenocarcinoma[J]. Oncotarget, 2017, 8(23):38056-38060.

[22] Lee J H, Long G V, Menzies A M, et al. Association Between Circulating Tumor DNA and Pseudoprogression in Patients With Metastatic Melanoma Treated With Anti-Programmed Cell Death 1 Antibodies [J]. JAMA Oncol., 2018, 4(5):717-721.

[23] Forde P M, Spicer J, Lu S, et al. Neoadjuvant Nivolumab plus Chemotherapy in Resectable Lung Cancer[J]. N. Engl. J. Med., 2022.

# 第十章　肺癌免疫治疗不良反应的评估与治疗

　　免疫相关不良反应,也称免疫相关不良事件(immune related adverse events, irAEs),是免疫检查点抑制剂治疗中出现的一系列独特的副反应。irAEs可发生于全身的各个器官,最常见的免疫相关不良事件是皮炎、胃肠道反应、肝炎等[1]。irAEs通常出现在治疗后的数周至数月之间,持续时间较长,且可贯穿整个治疗过程,甚至在治疗结束后出现。轻度不良反应的发生往往不会影响患者治疗及预后,但若发展为重度不良反应,往往对患者造成严重损害,甚至会危及患者生命,因此及时识别、评估和管理不良反应尤为重要。

## 一、免疫治疗不良反应发生的相关因素

　　据报道,新辅助免疫治疗中不良反应的总体发生率为3.0%～93.0%,其中不良事件通用术语标准(common terminology criteria for adverse events,CTCAE)3级及以上不良反应发生率为4.7%～88.1%[2-3]。

　　不良反应的发生率与患者所接受的免疫治疗药物种类相关。接受细胞毒性T淋巴细胞相关抗原4(CTLA-4)单抗治疗的患者不良反应发生率高于接受PD-1/PD-L1单抗治疗的患者,发生率可高达60%,其中3级及以上的不良反应发生率为10%～30%,并且发生率与药物治疗剂量呈正相关,而接受PD-1单抗治疗患者的不良反应发生率为5%～20%,3级及以上的不良反应发生率大约为10%[4]。值得注意的是,有研究报道,当CTLA-4单抗与PD-1/PD-L1单抗联用时则会增加不良反应的发生率和严重程度[5]。但是,CTLA-4单抗或PD-1/PD-L1单抗与化疗联合并不会增加不良反应发生率[6-7]。

## 二、免疫治疗不良反应的发生机制

　　免疫治疗不良反应的发生机制尚未完全阐明,CTLA-4单抗和PD-1/PD-L1单抗会使机体内特定的免疫通路上调,尽管不同药物的免疫毒性特征存在共同之处,然而特定不良反应的发生率以及最常累及器官往往不同,这提示不同的药物引起不良反应的机制并不相同[8]。

　　目前,一些研究证实CTLA-4单抗和PD-1/PD-L1单抗会损伤$CD4^+CD25^+$调节性T细胞(Treg细胞)功能,此外CTLA-4单抗还可激活和增殖T细胞、增加17型T辅助(Th17)细胞数量,还可诱发抗肿瘤T细胞和健康细胞上的抗原之间的交叉反应性和抗自身抗体的产生,这可能是免疫检查点抑制剂引发不良反应的分子机制[9]。

# 三、免疫治疗不良反应的预防

新辅助免疫治疗后出现的不良反应可能造成延迟手术、不能手术及增加术后并发症的风险,进而对患者预后产生影响,因此新辅助免疫治疗不良反应的预防、评估及治疗的全程管理十分重要。

## (一)特殊群体的免疫治疗

新辅助免疫治疗的应用前景广泛,但由于免疫治疗不良反应的存在,其应用仍应该充分评估后安全使用,尤其是在合并自身免疫性疾病或接受过器官移植等患者中更应充分评估新辅助免疫治疗和手术治疗的安全性。① 对于合并自身免疫疾病的患者:免疫治疗可能导致基础疾病复发加重,也可诱发新的不良反应出现[10-11]。在这类患者中应在开始免疫治疗前充分评估其免疫抑制状态,并将泼尼松的用量控制在10 mg/d或其等效剂量。当自身免疫疾病情况持续加重或危及生命时,尤其是免疫抑制药物不能控制病情并需要加大药量时,不应使用新辅助免疫治疗。② 对于接受过器官移植的患者:接受免疫治疗后可能导致移植物抗宿主病(graft versus host disease,GVHD)或出现器官衰竭,据文献报道肾移植患者接受免疫治疗后GVHD发生率约为50%,肝移植患者接受免疫治疗后GVHD发生率为44%[12]。因此在开始免疫治疗前,需要和患者及移植外科医生充分讨论。当患者处于免疫抑制维持治疗阶段,无免疫排斥证据并且发生移植物排斥时有可行替代治疗方案,可能是免疫治疗的适应证[13]。

## (二)免疫相关不良事件的评估与监测

### 1. 免疫治疗前

免疫治疗前需要对患者的基线信息进行充分检查,以评估患者出现不良反应的可能性,主要包括:现病史、既往史(自身免疫病史、免疫缺陷病史、器官移植史)、个人史、家族史、一般状况、胸腹盆计算机断层扫描(CT)、头颅核磁共振成像等。免疫用药前应充分告知患者可能出现的不良反应,并在治疗过程中定期检查。在出现不良反应后患者应及时与治疗团队报告症状,并及时治疗,以防出现不良反应的加重。

### 2. 新辅助治疗后的术前评估

手术治疗前评估患者高血压、糖尿病等基础疾病,病情稳定才可考虑手术;此外检查患者血常规、凝血功能、血生化、心电图,排除凝血功能障碍、严重的电解质紊乱等手术禁忌证。此外,还需要进行肺功能、胸部CT和经支气管腔内超声(endobronchial ultrasonography,EBUS)等检查。一旦出现异常检查结果应进行复查,必要时进行多学科诊疗。

### 3. 术后评估

手术治疗后评估患者伤口愈合情况、引流管是否通畅、是否出现皮下气肿等手术并发症,并可视患者情况增加检查检验项目。通常术后3个月进行影像学检查,评估肿瘤状况,并进行详尽的全身体格检查。

# 四、常见免疫治疗不良反应的分类和处理

## （一）常见皮肤不良反应及处理

皮肤毒性可出现在大约70％的免疫治疗病例中，是最常见的、最早出现的不良反应，然而 CTCAE 3级及以上的皮肤不良反应发生率则不超过3％，常见的皮肤不良反应表现为皮疹、皮肤瘙痒和白癜风。据报道，接受抗 CTLA-4 单抗治疗的患者往往较接受抗 PD-1/PD-L1 单抗治疗的患者更易出现皮肤毒性[14]。

### 1. 皮疹/炎症性皮炎

皮疹/炎症性皮炎包括多形红斑、苔藓样、湿疹、银屑病样、掌跖红斑或手足综合征。与免疫治疗引起的皮疹或炎症性皮炎有关的表现症状可能不同，但通常包括皮疹、新的或恶化的皮损，包括斑疹、丘疹或斑块，以及皮肤色素的缺失。当患者在接受免疫治疗后出现皮疹或皮炎时应进行相关皮肤病史和体格检查，包括口腔黏膜情况、是否有水疱形成及受累体表面积（body surface area，BSA）等；并检查患者的用药清单，排除其他药物引起的皮肤反应。

皮疹/炎症性皮炎的分级评估主要根据皮肤受累面积和临床表现[1]。① 当皮疹面积小于10％ BSA 时，评估为 G1。此时可继续予免疫治疗，使用润肤剂及类固醇控制症状。② 当皮疹面积为10％～30％ BSA 或皮疹面积大于30％ BSA 但无其他合并症状或症状较轻时，评估为 G2。此时可继续使用免疫治疗，并每周监测患者症状，4周后患者症状未改善则评级为 G3，此外，用局部润肤剂、口服抗组胺药和类固醇进行治疗。③ 当皮疹面积大于30％ 且合并症状较重时，评估为 G3。此时应暂停免疫治疗，使用润肤剂、口服抗组胺药和类固醇治疗，必要时请皮肤科医生会诊。当患者症状改善为 G1，且泼尼松（或等效药物）用量低于10 mg/d 时，可考虑恢复免疫治疗。④ 当患者症状严重危及生命或需要住院紧急干预时，评估为 G4。此时应立即终止免疫治疗并静脉注射甲基强的松龙（或等效药物）1～2 mg/kg，当毒性消退时逐渐减量。当症状缓解为 G1 时，可考虑恢复抗肿瘤治疗，并密切监测皮肤反应。

### 2. 严重皮肤不良反应

严重皮肤不良反应（severe cutaneous adverse reaction，SCAR）包括 Stevens-Johnson 综合征、中毒性表皮坏死症、急性全身性脓疱病，以及伴有嗜酸细胞增多和全身症状的药物反应或药物引起的超敏反应综合征。SCAR 还可合并发热、广泛的皮疹、皮肤疼痛、皮肤剥落、面部或上肢水肿、脓疱、水疱或糜烂。当患者出现类似 SCAR 的症状时，应对患者全身的皮肤黏膜进行全面检查，以排除感染、其他药物等因素影响。此外，应进行血常规、肝肾功能等实验室检查。若患者有发热，考虑进行血培养。必要时行皮肤活检评估是否出现全层表皮坏死，以区分 Stevens-Johnson 综合征及中毒性表皮坏死症。值得注意的是，在怀疑 Stevens-Johnson 综合征或任何黏膜受累的情况下（不包括独立的口腔炎），不论分级如何，均

应立即停止免疫治疗并密切监测病情,同时请皮肤科医生会诊。

对于SCAR的评估,没有G1与G2分级。① 当皮肤脱落小于10% BSA并伴有黏膜受累相关症状,如红斑、紫癜、黏膜脱落等时,评估为G3。此时应暂停免疫治疗并请皮肤科医生会诊,注意伤口护理防止感染,注意维持水和电解质平衡,同时使用润肤剂、口服抗组胺药治疗,静脉注射甲基强的松龙(或等效药物)0.5~1 mg/kg,并根据反应转为口服皮质类固醇,至少4周后断药。② 皮肤红斑、水疱或脱落超过10% BSA伴有相关体征(紫癜、黏膜脱落等)和/或全身症状以及相关的血液征象异常(如在伴有嗜酸粒细胞增多和全身症状的药物反应的情况下肝功能损伤标志物升高),评估为G4。此时应永久停用免疫治疗,并立即将患者转入烧伤科或ICU,给予静脉注射甲基强的松龙(或等效药物)1~2 mg/kg,当症状恢复到正常时逐渐减少用量。在严重的或对类固醇无反应的病例中,也可考虑使用静脉注射免疫球蛋白(intravenous immunoglobulin,IVIG)或环孢素[1]。

### (二)常见胃肠道不良反应及处理

常见的免疫治疗后胃肠道不良反应包括结肠炎、肝炎和胃炎,最常见的临床表现为频繁腹泻及典型结肠炎症状(腹痛、发热和直肠出血)等。据报道,在接受CTLA-4单抗治疗的患者中,腹泻发生率高达54%,PD-1单抗治疗患者的消化道毒性则不太常见[15]。消化道症状大多发生在开始免疫治疗的5~10周内,但也可能发生在停止免疫治疗的几个月内。

**1. 结肠炎**

免疫治疗相关结肠炎的典型表现为腹痛、发热、直肠出血等,患者一旦出现类似症状应立即通知诊疗团队。诊疗时应注意补充相关病史及用药史以排除其他疾病和药物的影响,进行腹盆部CT检查以排除肠道穿孔、肠道脓肿等结肠炎相关并发症,必要时可行肠镜进行活检。

结肠炎分级评估主要根据排便次数和排便量的改变[1]。① 当患者每天排便次数相比于基线增加不超过4次/天且排便量相比基线轻度增加时,评估为G1。此时可继续使用免疫治疗或短暂暂停用药,毒性不超过G1或出现缓解时可恢复用药。此外,注意监测患者脱水状况,并注意水分补充,对于长期的G1结肠炎患者,可考虑进行内窥镜检查并活检。② 当患者每天排便次数相比于基线增加4~6次/天且排便量相比基线增加较多时,评估为G2。此时应暂停免疫治疗直到不良反应评级恢复为G1。如果已排除感染且患者只有腹泻而无其他结肠炎症状,可使用洛哌丁胺对症治疗。当患者出现持续性腹泻时,可考虑使用皮质类固醇,以每天1 mg/kg的泼尼松(或等效药物)作为初始剂量开始,直到症状改善到G1,然后在4~6周开始减量。③ 当患者每天排便次数相比于基线增加大于或等于7次/天且排便量相比基线大量增加,症状严重需要住院时,评估为G3。此时应考虑永久停用CTLA-4单抗,并使用皮质类固醇,以每天1 mg/kg的泼尼松(或等效药物)作为初始剂量开始,直到症状改善为G1,然后在4~6周开始减量。若患者同时伴发上消化道症状,应考虑静脉注射甲基强的松龙。对于类固醇反应不充分的患者(使用皮质类固醇3天后仍有症状的患者),除类固醇外,应考虑加用英夫利昔单抗或维多珠单抗,对于症状持续不缓解患者应行肠镜检查。④ 当患者症状严重需要紧急干预或危及生命时,评估为G4。此时应永久停用免疫治疗,并每天给予1~2 mg/kg甲基强的松龙(或等效药物),直到症状改善到G1,然后在4~6周开始减量。其余措施参考G3。

**2. 免疫相关性肝炎**

免疫相关性肝炎的症状包括黄疸、恶心、呕吐、厌食、右腹疼痛、深色尿液(茶色尿)、皮肤瘀斑等。在免疫治疗过程中定期监测病人的肝脏功能是否正常,每次输液前监测谷丙转氨酶(alanine transaminase,ALT)、谷草转氨酶(aspartate transaminase,AST)和胆红素水平。在患者出现肝炎相关症状时,应注意补充相关病史及用药史,以排除其他药物和疾病引起的肝功能损伤。同时,应进行血液学检查和肝脏影像学检查(超声、CT)以进一步排除病毒性肝炎、酒精性肝病或潜在的肿瘤肝脏转移。

免疫相关性肝炎的分级评估主要根据ALT、AST、胆红素水平和临床表现[1]。① 当患者无症状仅表现为肝功能指标异常时(ALT、AST水平为1~3倍正常值上限或总胆红素水平为1~1.5倍正常值上限),评估为G1。此时可在密切监测肝功能标志物水平下继续使用免疫治疗药物,并注意鉴别其他原因造成的肝功能损伤。② 当患者无症状仅表现为肝功能指标异常时(ALT、AST水平为3~5倍正常值上限或总胆红素水平为1.5~3倍正常值上限),评估为G2。此时可暂时停止用药,同时停止不必要的肝脏毒性药物,但有潜在肝毒性的抗肿瘤药物应暂时保留。对于G2免疫相关性肝炎,应3天监测一次肝功能标志物水平。如果3~5天后肝功能指标未见改善,可每天使用0.5~1 mg/kg泼尼松(或同等药物)。当症状改善到G1时可开始减少类固醇,当类固醇减量到10 mg/d时可恢复免疫治疗。③ 当ALT、AST水平为5~20倍正常值上限或总胆红素水平为3~10倍正常值上限或出现肝功能障碍症状或活检肝组织见纤维化或见代偿性肝硬化时,评估为G3。如果为无症状G3肝炎,可考虑永久停止免疫治疗;如果为症状性G3肝炎,应立即永久停止免疫治疗。同时,立即开始1~2 mg/kg甲基强的松龙(或等效药物)治疗,并每天或隔天监测肝功能标志物水平。若皮质类固醇治疗效果不好,考虑行肝组织活检以排除肿瘤转移、感染等。④ 当ALT、AST水平为大于20倍正常值上限或总胆红素水平为大于10倍正常值上限或出现腹水、肝性脑病和昏迷等症状时,评估为G4。每天给予2 mg/kg甲基强的松龙(或等效药物),其余措施参考G3的处理。

### (三)免疫治疗相关性肺炎

免疫治疗相关性肺炎是指肺实质的局部或弥漫性炎症,通常在CT检查中发现,其合并症状还可包括新增或加重的咳嗽、呼吸急促、胸痛、发热。据报道,免疫相关性肺炎的发生率为0%~10%[16]。当出现疑似免疫相关性肺炎的临床表现时,应检查血氧浓度、胸部CT评估患者症状,进行鼻拭子、痰培养、血培养、尿培养等检查以排除感染。

免疫相关性肺炎的评估分级主要根据患者临床表现以及受累肺实质的范围[1]。① 当患者未出现症状,病变局限于一个肺叶或范围<25%的肺实质,评估为G1。此时,可暂停用药,也可在密切监测患者状况下继续治疗。每周对患者进行肺部体格检查,监测患者血氧饱和度。3~4周后重复胸部影像学检查,若患者出现肺炎症状则尽早复查。影像学证实肺炎病情缓解或改善,则可以恢复免疫治疗;如果没有改善,则按照G2治疗。② 当患者出现新

的呼吸道症状或原有症状加重,包括气短、咳嗽、胸痛、发热或病变范围不止一个肺叶或病变范围达25%～50%肺实质或需要干预措施,则应评估为G2。此时应暂停免疫治疗直到肺炎病情改善为G1。每天给予患者泼尼松1～2 mg/kg,4～6周后逐渐减少。每周至少进行一次体格检查和血氧饱和度检查,并考虑进行支气管肺泡灌洗术和经支气管活检以排除感染,若检查后仍无法排除感染因素,可经验性使用抗生素。如果使用泼尼松48～72小时后临床症状没有改善,则按G3免疫相关性肺炎治疗。③ 当症状严重需要住院治疗或病变累及全部肺叶或超过50%肺实质时,评估为G3;情况危重危及生命需要紧急干预时,评估为G4。对于G3和G4肺炎患者,应永久停用免疫治疗,经验性使用抗生素,并每天给予甲基强的松龙静脉注射1～2 mg/kg。如果48小时后没有改善,可增加使用IVIG等,在4～6周内逐渐减少甲基强的松龙用量。患者可耐受情况下可进行支气管肺泡灌洗术和经支气管活检以进一步明确病因。

### (四)免疫治疗相关内分泌不良反应

常见的免疫相关内分泌不良反应包括甲状腺功能异常、垂体炎等,内分泌毒性反应大约发生在10%的患者中,发生的中位时间是免疫治疗后14.5周[17]。常见的临床表现包括头痛和视觉变化,特别是垂体肿胀的视野变化。

**1. 甲状腺功能减退**

甲状腺功能减退的表现症状包括皮肤干燥、便秘、体重增加、易寒冷和疲劳,为监测评估是否出现甲状腺功能异常,应定期检查促甲状腺激素(thyroid-stimulating hormone,TSH)水平。

免疫相关甲状腺功能减退的评估分级主要根据TSH水平和症状[1]。① 当TSH水平为4.5～10 mIU/L且无症状时,评估为G1。此时应继续使用免疫治疗,并每4～6周监测TSH水平。② 当TSH水平超过10 mIU/L且症状较轻时,评估为G2。可继续用药或暂停用药直到症状完全缓解。对有症状患者或TSH水平持续超过10 mIU/L(间隔4周测量)的无症状患者开具甲状腺激素补充剂,并定期监测TSH水平。③ 当患者症状严重、个人自理能力受限、需要住院治疗、危及生命、需要紧急干预处理时,评估为G3-4。此时应暂停免疫治疗直到症状完全缓解,补充甲状腺激素,并按照G2评估使用。此外,应注意识别黏液水肿危象(心动过缓、体温过低和精神状态改变)。

**2. 垂体炎**

垂体炎的临床表现可分为轻度(乏力、厌食)、中度(头痛、情绪改变)、重度(视力障碍、肾上腺功能减退)3个级别[18]。垂体炎多发生于接受CTLA-4单抗药物治疗的患者中,发生率随着治疗剂量的增加而增加。垂体炎主要是根据临床表现分级。① 当患者无症状或轻度症状时,评估为G1。此时应暂停免疫治疗直到症状改善,并用氢化可的松(15～20 mg,分次服用)。② 当患者表现为中度症状,但能够进行日常生活活动时,评估为G2。此时应暂停免疫治疗直到症状改善,MRI发现垂体肿胀、有视丘压迫风险的患者考虑口服脉冲剂量治疗(泼尼松每天1 mg/kg)。③ 当患者表现为重度症状、自理日常生活受限或危及生命时,评估为G3-4。此时应暂停免疫治疗直到症状改善。如果出现尿崩症,应注意补充生理盐水。

MRI发现垂体肿胀、有视丘压迫风险的患者考虑口服脉冲剂量治疗(泼尼松每天1~2 mg/kg)并在至少1~2周逐渐减量。

### (五)免疫治疗相关肾不良反应

免疫相关性肾不良反应包括肾炎和急性肾损伤(acute kidney injury,AKI),肾毒性的发作时间为免疫治疗后6.5~21周,平均发作时间为14周[19]。据报道,在接受单药免疫治疗的患者中,1%~2%出现AKI;在接受CTLA-4单抗和PD-1/PD-L1抗体的患者中,4.5%出现AKI[1]。免疫相关性肾炎的症状包括尿频、尿液深色浑浊;面部、腹部和四肢液体潴留(水肿);体重突然增加;腹部或盆腔疼痛;恶心或呕吐;高血压;和/或精神状态改变,如嗜睡。

免疫相关性肾炎和AKI时主要根据肌酐水平评估[1]。① 当肌酐水平增加超过0.3 mg/dL或升高至1.5~2倍基线水平,评估为G1。此时应考虑暂时停用免疫治疗及其他有潜在肾毒性的联合治疗药物,补充相关病史及用药史,排除其他可能病因。② 当肌酐升高至2~3倍基线水平时,评估为G2。此时应暂停使用免疫治疗,并补充相关病史及用药史,排除其他可能病因。如其他病因已经排除,每天给予0.5~1 mg/kg的泼尼松(或等效药物)治疗。如果一周内患者症状未改善甚至加重,加大泼尼松药量至每天1~2 mg/kg并永久停用免疫治疗。当病情改善至G1时,在至少4周内逐渐减少泼尼松用量。③ 当肌酐水平超过4.0 mg/dL或肌酐升高至大于3倍基线水平时,评估为G3;当肌酐水平升高到6倍基线水平或病情严重威胁生命时,评估为G4。排除其他病因证明肾炎或AKI与免疫治疗相关后,应永久停用免疫药物,每天给予1~2 mg/kg的泼尼松(或等效药物)治疗。

本章节探讨了肺癌新辅助免疫治疗不良反应的发生率、可能的发生机制、特殊免疫治疗群体不良反应的预防及常见不良反应的评估和处理。新辅助免疫治疗的安全性和有效性逐渐得到证实,临床应用也越来越广泛,但免疫治疗不良反应的发生轻则影响治疗进程,严重时甚至危害患者生命,因此对于免疫治疗不良反应的预防、评估和全程管理十分重要。

### 参考文献

[1] Schneider B J, Naidoo J, Santomasso B D, et al. Management of Immune-Related Adverse Events in Patients Treated With Immune Checkpoint Inhibitor Therapy: ASCO Guideline Update[J]. J. Clin. Oncol., 2021, 39(36):4073-4126.

[2] Ulas E B, Dickhoff C, Schneiders F L, et al. Neoadjuvant immune checkpoint inhibitors in resectable non-small-cell lung cancer: a systematic review[J]. ESMO Open, 2021, 6(5):100244.

[3] Zhao Z, Gao Y, Xue Q, et al. Safety and Efficacy of Neoadjuvant Immune Checkpoint Inhibitor Therapy in Patients with Resectable Non-small-Cell Lung Cancer: A Systematic Review[J]. Target Oncol., 2021, 16(4):425-434.

[4] Martins F, Sofiya L, Sykiotis G P, et al. Adverse effects of immune-checkpoint inhibitors: epidemiology, management and surveillance[J]. Nat. Rev. Clin. Oncol., 2019, 16(9):563-580.

[5] Wolchok J D, Chiarion-Sileni V, Gonzalez R, et al. Overall Survival with Combined Nivolumab and Ipilimumab in Advanced Melanoma[J]. N. Engl. J. Med., 2017, 377(14):1345-1356.

[6] Langer C J, Gadgeel S M, Borghaei H, et al. Carboplatin and pemetrexed with or without pembrolizum-

ab for advanced, non-squamous non-small-cell lung cancer: a randomised, phase 2 cohort of the open-label KEYNOTE-021 study[J]. Lancet Oncol., 2016, 17(11):1497-1508.

[ 7 ] Schmid P, Adams S, Rugo H S, et al. Atezolizumab and Nab-Paclitaxel in Advanced Triple-Negative Breast Cancer[J]. N. Engl. J. Med., 2018, 379(22):2108-2121.

[ 8 ] Khoja L, Day D, Wei-Wu Chen T, et al. Tumour- and class-specific patterns of immune-related adverse events of immune checkpoint inhibitors: a systematic review[J]. Ann. Oncol., 2017, 28(10):2377-2385.

[ 9 ] Ramos-Casals M, Brahmer J R, Callahan M K, et al. Immune-related adverse events of checkpoint inhibitors[J]. Nat. Rev. Dis. Primers, 2020, 6(1):38.

[10] Mitchell E L, Lau P K H, Khoo C, et al. Rheumatic immune-related adverse events secondary to anti-programmed death-1 antibodies and preliminary analysis on the impact of corticosteroids on anti-tumour response: A case series[J]. Eur. J. Cancer, 2018, 105:88-102.

[11] Richter M D, Pinkston O, Kottschade L A, et al. Brief Report: Cancer Immunotherapy in Patients With Preexisting Rheumatic Disease: The Mayo Clinic Experience[J]. Arthritis Rheumatol., 2018, 70 (3): 356-360.

[12] Abdel-Wahab N, Abudayyeh A, Shah M, et al. Allo-immunity and graft rejection after checkpoint inhibitor therapy (CPI) in solid organ transplant (SOT) recipients[J]. American Society of Clinical Oncology, 2018, 36(15-suppl):3082.

[13] 倪军,黄淼,张力,等. 非小细胞肺癌围手术期免疫治疗相关不良反应管理的临床诊疗建议[J]. 中国肺癌杂志,2021,24(3):20.

[14] Sibaud V. Dermatologic Reactions to Immune Checkpoint Inhibitors: Skin Toxicities and Immunotherapy [J]. Am. J. Clin. Dermatol., 2018, 19(3):345-361.

[15] Gupta A, De Felice K M, Loftus E V Jr., et al. Systematic review: colitis associated with anti-CTLA-4 therapy[J]. Aliment. Pharmacol. Ther., 2015, 42(4):406-417.

[16] Naidoo J, Wang X, Woo K M, et al. Pneumonitis in Patients Treated With Anti-Programmed Death-1/Programmed Death Ligand 1 Therapy[J]. J. Clin. Oncol., 2017, 35(7):709-717.

[17] Barroso-Sousa R, Barry W T, Garrido-Castro A C, et al. Incidence of Endocrine Dysfunction Following the Use of Different Immune Checkpoint Inhibitor Regimens: A Systematic Review and Meta-analysis[J]. JAMA Oncol., 2018, 4(2):173-182.

[18] Haanen J, Carbonnel F, Robert C, et al. Management of toxicities from immunotherapy: ESMO Clinical Practice Guidelines for diagnosis, treatment and follow-up[J]. Ann. Oncol., 2017, 28 (suppl_4): iv119-iv142.

[19] Qin Q, Patel V G, Wang B, et al. Type, timing, and patient characteristics associated with immune-related adverse event development in patients with advanced solid tumors treated with immune checkpoint inhibitors[J]. American Society of Clinical Oncology, 2020, 38(15):e15160.

# 第十一章 新辅助治疗后持续N2与全肺切除的问题

## 一、新辅助治疗后持续N2的NSCLC的外科治疗

NSCLC患者在新辅助治疗后,仍持续存在的N2,对于此类患者,是否需要手术切除,外科医生往往争议很大。患者具有可疑的N2淋巴结受侵时通常会在初始治疗前明确诊断,然后给予新辅助治疗,新辅助治疗后,再进行第二次分期评估,评估的手段包括PET、EBUS或纵隔镜。如果再次评估纵隔淋巴结是阴性的,可视为纵隔淋巴结降期,那么可以接受手术。相反,那些技术上无法切除的患者通常接受根治性的放化疗。当N2期的患者在最终的术后病理时才发现,那么通常会接受术后辅助放化疗。

另外,对于上述的N2患者人群,有两种类型的N2通常会给治疗决策带来困难。第一种是患者的N2受侵在计划完成切除中发现(隐性N2)。第二种是那些有切除可能但对于诱导治疗不完全有效的N2患者(持续N2)。这种类型的患者经过再次术前有创分期后为阴性,但是在最终的病理中仍有镜下肿瘤成分残留(对抗性的N2)。

美国胸外科学会最近发表的关于ⅢA-N2患者的处理临床指引提示,需要对经过诱导治疗的患者进行重新评估,这样来选择更适合手术治疗的患者[1]。N2患者经过诱导治疗后肺叶切除可以获得较小的、但是明确的生存获益,这足以支持其作为一种标准治疗手段。与之相反,当这些患者需要接受全肺切除时,这个推荐认为应当避免手术。

技术上无法切除的N2患者的定义存在很大差异。尽管有些散在的报道提供了一些可以令人接受的数据,表明手术联合放化疗治疗巨大纵隔淋巴结可行,但纵隔淋巴结固定伴包膜外播散被认为是无法切除的,这类患者不具备作为手术治疗的指证,而应该使用根治性放化疗的手段。

肺叶切除(单纯叶切或者成型)对于持续N2的患者的价值仍然需要全面的评估,来考察手术或者放化疗的生存效果。对于那些选择过的预后较好的N2患者(例如单组N2,非融合,没有膜外侵犯),外科手术是经过诱导治疗后获得局部控制的最好治疗手段。ⅢA-N2患者诱导治疗结束后,应该尽量避免全肺切除,因为与同步放化疗或序贯放化疗相比,全肺切除的术后并发症率与死亡率都较为突出,而未必有获益。相反的是,如果新辅助治疗后,肺叶切除是可行而且安全的,同时与诱导后全肺切除相比,肺叶切除没有过多的并发症率与死亡率。从外科角度的N2患者的分类见表11.1。

表11.1 从外科角度的N2患者的分类

1. 术前影像学或者活检未经发现N2,包括EUS、EBUS和纵隔镜等。仅仅在手术中发现(意外N2)

(a) 术中诊断的N2

(b) 术后诊断的N2

2. 诊断时即通过影像学或者活检确认为N2

(a) 孤立的结节适合进行手术切除

(b) 融合的膜外侵犯的,不适合进行切除

3. 通过反复影像学诊断或者活检明确诊断后,N2患者对于诱导治疗完全缓解

4. 通过反复影像学诊断或者活检明确诊断后,N2患者对于诱导治疗没有效果(抗拒治疗的N2)

## 二、NSCLC新辅助治疗后的全肺切除

多学科综合治疗已成为局部晚期非小细胞肺癌的标准治疗。可是过去一些研究显示新辅助治疗有增加全肺切除围手术期并发症和死亡率的风险,全肺切除时患者是否获益,存在疑问。当前大多数的治疗指南强调新辅助治疗后全肺切除术的风险高,不推荐在化疗或放化疗后行全肺切除术。

近期大多数的研究没有发现新辅助化疗后并发症和死亡风险增加。唯一的病例对照研究显示新辅助治疗和非新辅助治疗后全肺切除的并发症率和死亡率没有区别。作者用若干围手术期变量构建评分标准,分别配对挑选出56例患者进行研究[2]。结果显示,两组30天和90天的死亡率相同,都为7%和12.5%;支气管胸膜瘘发生率没有差异(4% vs. 5%,$p=$0.7);新辅助放化疗和无新辅助治疗的亚组对照比较显示早期和晚期的死亡率没有区别,美中不足的是病例数量较少,每组只有21例患者。

Depierre等同法国胸科协作组报道一项包含所有分期的新辅助化疗试验结果[3]。1991~1997年,372例ⅠB、Ⅱ和ⅢA期患者随机分入两组——单纯手术组和新辅助化疗手术组,新辅助化疗组手术前后各2周期化疗(丝裂霉素C、异环磷酰胺、顺铂)。两组中的T3或N2患者接受术后放疗。单纯手术组患者有98例(56%)接受全肺切除术,新辅助化疗组患者有87例(49%)接受全肺切除术。新辅助化疗组和单纯手术组的治疗相关死亡人数分别为16例和9例,两者没有统计学差异($p=0.16$)。这项研究表明相对于单纯手术,新辅助化疗联合手术治疗未使局部晚期(ⅢA期)非小细胞肺癌患者的生存受益。

Van Meerbeeck等代表欧洲癌症研究治疗中心肺癌研究组报道了一项随机临床试验研究,对于病例证实的ⅢA期患者进行顺铂为基础的新辅助化疗,比较随后进行手术或精确放疗的效果。手术组有72例全肺切除,围手术期的死亡率为7%,但是5年总生存率只有12%[4]。作者认为新辅助化疗后的手术治疗相对于放疗没有生存上的受益,并且推荐对这些局部晚期患者新辅助化疗后进行放疗。

Gilligan等研究可手术切除的非小细胞肺癌患者,接受新辅助治疗后手术是否会比单纯手术效果更好[5]。单纯手术组中有80(33%)例全肺切除,新辅助治疗后手术组有65(28%)

例全肺切除,尽管没有对全肺切除术做特别说明,两组围手术期的死亡率相似(均有3例死亡,4％ vs. 5％)。对于接受全肺切除的患者没进行单独的生存分期,所以没有这方面的推断结果。

只有两项是分析新辅助放化疗效果的研究。Albain等报道了一项ⅢA期非小细胞肺癌患者伴同侧淋巴结转移(N2)的Ⅲ期试验研究[6],患者接受协同新辅助放化疗和放疗(45 Gy)后随机分为精确放疗组(61 Gy)或手术组,手术组中有54例(29例右侧,25例左侧)全肺切除。手术组16例非肿瘤原因死亡,14例全肺切除术后死亡,死亡率高达25％,死亡主要原因是呼吸窘迫综合征。虽然手术组的无进展生存时间要长些,但是总体生存时间没有延长。病例对照亚组分析显示接受全肺切除的患者与精确放疗患者的总体生存时间相似,两组的平均生存时间分别为18.9月和29.4月,估计5年生存率分别为22％和24％。

Thomas等对于Ⅲ期非小细胞肺癌进行随机试验以评估术前放化疗对于肿瘤切除的效果、病理反应和生存情况,干预组为化疗/放疗/手术,控制组为化疗/手术/放疗[7]。该研究中共有104例患者接受全肺切除,其中干预组50例,控制组54例,两组中接受全肺手术患者的治疗相关死亡率分别为7/50(14％)和3/54(5.5％)。作者认为新辅助放化疗能够使肺癌降期,但是不能提高生存时间,由于高死亡率所以不推荐放化疗后进行全肺切除术。

许多随机和非随机研究表明,新辅助化疗后全肺切除术的并发症和死亡率可以接受,新辅助化疗不增加全肺切除术的风险,也不延长长期生存时间。由于筛选更合适的病人,提高了手术技术和围手术期的管理水平,以及毒性更小的化疗药物的应用,术后不良事件的发生概率与以前文献报道的相比降低了。对于特定病人和高水平治疗中心,新辅助化疗后全肺切除术可以开展,有良好的安全性。

新辅助放化疗后全肺切除术与精确放疗相比较,围手术期死亡率高,不延长生存时间。只有精确筛选的患者和非常低的手术风险才推荐新辅助放化疗后全肺切除术。对于大多数患者和非临床试验入组的患者,根据当前的科学证据,不应该接受新辅助放化疗后全肺切除。

## 参考文献

[1] Robinson L A, Ruckdeschel J C, Wagner H, et al. Treatment of non-small cell lung cancer-stage ⅢA: ACCP evidence-based clinical practice guidelines (2nd edition) [J]. Chest, 2007, 132 (3 Suppl): 243s-265s.

[2] Refai M, Brunelli A, Rocco G, et al. Does induction treatment increase the risk of morbidity and mortality after pneumonectomy? A multicentre case-matched analysis[J]. Eur. J. Cardiothorac. Surg., 2010, 37 (3):535-539.

[3] Depierre A, Milleron B, Moro-Sibilot D, et al. Preoperative chemotherapy followed by surgery compared with primary surgery in resectable stage I (except T1N0), Ⅱ, and Ⅲa non-small-cell lung cancer [J]. J. Clin. Oncol., 2002, 20(1):247-253.

[4] van Meerbeeck J P, Kramer G W, Van Schil P E, et al. Randomized controlled trial of resection versus radiotherapy after induction chemotherapy in stage ⅢA-N2 non-small-cell lung cancer[J]. J. Natl. Cancer Inst., 2007, 99(6):442-450.

[5] Gilligan D, Nicolson M, Smith I, et al. Preoperative chemotherapy in patients with resectable non-small

cell lung cancer: results of the MRC LU22/NVALT 2/EORTC 08012 multicentre randomised trial and update of systematic review[J]. Lancet, 2007, 369(9577):1929-1937.

[ 6 ] Albain K S, Swann R S, Rusch V W, et al. Radiotherapy plus chemotherapy with or without surgical resection for stage Ⅲ non-small-cell lung cancer: a phase Ⅲ randomised controlled trial[J]. The Lancet, 2009, 374(9687):379-386.

[ 7 ] Thomas M, Rübe C, Hoffknecht P, et al. Effect of preoperative chemoradiation in  addition to preoperative chemotherapy: a randomised trial in stage Ⅲ non-small-cell lung cancer[J]. Lancet Oncol., 2008, 9(7):636-648.

# 第十二章　病理缓解在肺癌新辅助治疗中的研究进展

　　早期抗癌的药物注册试验设计为术后使用或不使用一种新药进行标准全身治疗。总生存期(OS)、无事件生存期(EFS)，以及无病生存期(DFS)定义明确、客观稳健，是反映患者生存获益的金标准，但试验耗时长且需较大样本量，此类试验设计使得用于早期肺癌的潜在治疗药物的审批需要10年或更长时间。监管部门为加速药品上市、改善治疗可及性，对具有突出临床获益的药物，实施加速审批，即允许使用可合理预测临床获益的替代终点(替代终点是研究中由干预治疗产生的客观且可重复的测量指标)，如病理完全缓解(pCR)，客观缓解率(ORR)和无进展生存期(PFS)，能极大地降低社会资源成本。

　　替代终点很有可能预测传统的临床治疗终点。在一项对非转移性NSCLC患者进行手术或放疗、化疗的临床研究荟萃分析中，DFS作为OS的替代终点在统计学上是有效的[1]。当评估机制不同的药物时，例如免疫治疗或靶向疗法，这种关联是否有效尚不清楚。ADAURA的数据结果再次引发了DFS是否可以作为适宜终点的争议，该数据显示，与安慰剂相比，接受奥希替尼治疗的患者DFS显著提高[2]；然而，此研究未将OS作为共同主要终点。因此，TKI是否会提高治愈率或仅仅只是延迟复发还不得而知。关于辅助EGFR-TKI的DSF优势，是否会转化为OS优势，引发了关于在辅助治疗中使用奥希替尼的激烈争论，许多持怀疑态度的研究者仍在等待更久的随访和次要终点OS的结果。

　　病理学评估新辅助化疗患者的治疗效果，最早可追溯到20世纪80年代，Rosen等证实在新辅助化疗后，切除标本的病理缓解率与肉瘤的生存率密切相关[3]。在一项非小细胞肺癌的前瞻性多中心Ⅱ期临床研究中，Junker等于1997年开发了一种肿瘤缓解分级系统[4]，提出病理反应三级分级系统：Ⅰ级(无或仅轻度肿瘤消退)、ⅡA级(肿瘤明显但不完全消退，存活肿瘤组织占10%以上)、ⅡB级(小于10%的存活肿瘤组织)和Ⅲ级(无存活肿瘤组织的肿瘤完全消退)。病理反应为ⅡB级和Ⅲ级的患者比肿瘤消退为Ⅰ级或ⅡA级的患者的生存期要长得多。在随后的研究中，作者改进了肿瘤消退的分级标准，并将Ⅰ级定义为无肿瘤消退，将Ⅱ级定义为治疗诱导的肿瘤消退，ⅡA定义为残留超过10%的肿瘤细胞，ⅡB定义为残余小于10%的肿瘤细胞，Ⅲ级定义为完全肿瘤消退。作者还发现，除了完全切除肿瘤外，治疗诱导的肿瘤消退，仅残留10%的存活肿瘤组织对于改善长期结果至关重要。

　　新辅助免疫治疗术后须由有经验的病理医生评估及报告病理缓解情况，包括主要病理学缓解(MPR)率、病理完全缓解(pCR)率。pCR、MPR已作为新辅助治疗有效的病理性证据，是评价新辅助治疗疗效的关键指标，并且其在预测患者预后方面具有重要的作用，许多大型前瞻性随机临床试验已将其作为主要终点事件之一。pCR被定义为手术切除标本经HE染色后肿瘤床在显微镜下未见任何残留肿瘤细胞，主要病理学缓解(MPR)这一概念，定义为在切除的肺原发灶瘤床残留肿瘤组织≤10%，并经多个研究证实其可作为OS的替代指标。MPR指标仅针对肺原发灶评估,目前对于淋巴结转移灶疗效评估及其与相应的原发灶疗效关系、治疗反应临床意义如何等仍不清楚。

MPR可以作为新辅助系统治疗的一个替代终点。NSCLC患者治疗效果达到病理完全缓解(pCR)者比例很低(约为5%),在化疗或单药免疫治疗,很少出现pCR,在含顺铂双药诱导化疗后手术的非转移性NSCLC患者中使用pCR作为替代终点是无效的。当NSCLC患者的替代终点被定义为MPR($\leqslant$10%存活肿瘤细胞)时,可以看到更高频率的临床相关事件发生。新辅助化疗后19%的患者产生MPR,与新辅助化疗后存活肿瘤细胞占10%以上的患者相比,达到MPR患者的OS和DFS延长(5年OS率:85% vs. 40%,$p<0.000,1$;5年DFS率:78% vs. 35%,$p<0.001$)[5]。在可切除的NSCLC患者中,MPR与临床结局之间的正相关关系在新辅助化疗和化疗联合抗血管生成治疗的Ⅱ期研究中得到证实[6-7],这说明了MPR是如何促进新辅助治疗疗效快速评估的。因此,在许多可切除NSCLC患者的新辅助临床研究中,MPR被提出作为研究终点并被采纳,包括免疫治疗评估。此外,不同研究的病理学家对MPR的标准测定方法进行了描述。然而,pCR或MPR作为在肺癌中应用的替代终点,仍需接下来多项前瞻性研究的验证。

因为免疫检查点抑制剂近些年才用于NSCLC的新辅助治疗,目前结果大多来源于Ⅰ/Ⅱ期临床试验。免疫单药新辅助治疗MPR在19%~45%范围,免疫联合新辅助治疗MPR波动在33%~83%。尽管该数据样本量较小,未经Ⅲ期临床试验检验,同时MPR与无疾病进展生存期和总生存期的关系尚需进一步确认。至少我们可以观察到较高的MPR率及手术切除率。在日常免疫新辅助治疗中,我们可以收集更多的标本,进行进一步的探索。

综上,肺癌新辅助治疗术后须由有经验的病理医生评估及报告病理缓解情况,包括主要病理学缓解(MPR)率、病理完全缓解(pCR)率。

## 参考文献

[ 1 ] Mauguen A, Pignon J P, Burdett S, et al. Surrogate endpoints for overall survival in chemotherapy and radiotherapy trials in operable and locally advanced lung cancer: a re-analysis of meta-analyses of individual patients' data[J]. Lancet Oncol., 2013,14(7):619-626.

[ 2 ] Wu Y L, Tsuboi M, He J, et al. Osimertinib in Resected EGFR-Mutated Non-Small-Cell Lung Cancer[J]. N. Engl. J. Med., 2020, 383(18):1711-1723.

[ 3 ] Rosen G, Nirenberg A. Neoadjuvant chemotherapy for osteogenic sarcoma: a five year follow-up (T-10) and preliminary report of new studies (T-12) [J]. Prog. Clin. Biol. Res., 1985, 201:39-51.

[ 4 ] Junker K, Thomas M, Schulmann K, et al. Regression grading of neoadjuvant non-small-cell lung carcinoma treatment[J]. Pathologe, 1997, 18(2):131-140.

[ 5 ] Pataer A, Kalhor N, Correa A M, et al. Histopathologic response criteria predict survival of patients with resected lung cancer after neoadjuvant chemotherapy[J]. J. Thorac. Oncol., 2012, 7(5):825-832.

[ 6 ] Cascone T, Gold K A, Swisher S G, et al. Induction Cisplatin Docetaxel Followed by Surgery and Erlotinib in Non-Small Cell Lung Cancer[J]. Ann. Thorac. Surg., 2018, 105(2):418-424.

[ 7 ] Chaft J E, Rusch V, Ginsberg M S, et al. Phase Ⅱ trial of neoadjuvant bevacizumab plus chemotherapy and adjuvant bevacizumab in patients with resectable nonsquamous non-small-cell lung cancers[J]. J. Thorac. Oncol., 2013, 8(8):1084-1090.

# 第十三章 肺癌新辅助治疗亟待解决的困境与展望

## 一、新辅助治疗后,理想的手术间隔时间

确定新辅助治疗的手术时机是较为困难的,太早进行手术可能引起严重的手术并发症(影响吻合口的愈合,或者与免疫治疗相关副反应的发生相重叠),而延迟手术可能导致肿瘤进展。确定最佳的免疫新辅助治疗和手术时机之前,重要的是要了解T细胞扩增周期和效应体细胞发挥效应的最佳时机,在什么时候切除肿瘤对抗肿瘤免疫的影响最小。早期的临床研究,单药免疫阶段,一般18~30天;化疗免疫Ⅱ期临床研究阶段(NADIM研究,AAAQ3153研究),多数间隔时间在3周左右[1];而化疗免疫Ⅲ期临床研究阶段(CM816研究,KN671研究),多数间隔时间在6周左右[2]。新辅助靶向治疗,一般不需要治疗间隔,围术期可以不停药。理想的手术间隔时间还有待进一步探索。

## 二、新辅助免疫治疗影响手术操作难度及安全性

新辅助放疗或新辅助化疗后手术安全可控,但是可能会导致组织粘连,增加手术难度。因此免疫新辅助治疗后,肺门部形成的纤维疤痕,是否会增加手术难度是目前临床上重要的问题。目前免疫新辅助治疗的Ⅰ/Ⅱ期临床研究提示:免疫单药新辅助治疗引起的任何级别不良反应发生率约为57%,3级以上不良反应发生率一般为4.5%~8%,计划手术完成率为78%~100%,与既往新辅助化疗及放疗的数据相似[3]。NEOSTAR研究对免疫新辅助治疗后的手术难度及肺功能进行评估,结果显示免疫检查点抑制剂对手术切除率和手术复杂性影响较小,对围手术期预后无不良影响[4]。一项来自美国纳入19名患者的回顾性分析显示:对于转移或不可切的患者,经过免疫新辅助治疗后行肺部切除术是可行的,有较高的R0切除率,手术可能会有挑战,但是严重的并发症罕见[5]。目前免疫新辅助对手术操作的影响及安全性尚无明确结论,但目前暂无证据显示新辅助免疫治疗影响手术的操作难度及安全性。

## 三、新辅助治疗的终点指标

新辅助治疗最理想的终点指标,是总生存期(OS),目前主要应用DFS,以及MPR、pCR来作为临床研究的替代终点指标,这样做的好处是能够加快临床研究的速度,否则等待OS成熟,可能需要等待8~10年的时间。但DFS、MPR以及pCR,毕竟不是OS,前期既往研究也有出现过患者DFS获益,但最终生存结果不获益的情况。因此,OS仍是不可回避的终点指标。需要明确pCR、DFS与OS之间的相关性,pCR以及MPR标准化的建立。

## 四、如何合理选择可能从免疫新辅助或靶向新辅助治疗中收益的患者

目前新辅助治疗仅适用于一部分人群,如何扩大受益群体以及为患者选择最佳的治疗方案和降低免疫副反应,避免手术时间的延后等问题仍需进一步深入研究,需要更多临床数据的支持。鉴于肿瘤-免疫系统相互作用的复杂性,动态变化的肿瘤免疫微环境以及潜在的免疫相关不良反应风险,探寻预测标志物、筛选免疫治疗获益人群尤为重要。新辅助免疫治疗的适宜人群,以及疗效biomarker的选择,都有待进一步的临床研究进行答复。此外,还需要积极寻找预测免疫治疗严重副反应的biomarker,以达到最大限度提高疗效、减少毒副反应。

## 五、新辅助免疫治疗后,达到病理pCR,那么新辅助免疫治疗联合化疗,能否替代手术? 如何判断?

目前,在临床研究中,一定比例的患者,能够通过新辅助免疫治疗联合化疗取得pCR的疗效,那么这种情况下,患者是否需要再接受手术治疗? 新辅助免疫联合化疗能否替代手术? 又如何在术前判断pCR? 以上是我们面临的临床难题。其他待明确的问题包括:新辅助免疫治疗后,达到病理pCR,还需要后续的辅助治疗吗? 术后的单免疫治疗能否替代化疗?

## 六、新辅助治疗后,手术切除范围的确定

手术的切除范围如何界定? 根据初次检查评估,如果患者新辅助治疗前评估肿瘤气管镜下侵犯的范围,需要行支气管袖式切除;治疗后,病灶退缩,只需要行肺叶切除。那么是按

照治疗前的病灶范围行袖式切除,还是按照肿瘤退缩后的范围行肺叶切除? 目前这些情况仍存争议。

## 七、新辅助免疫治疗术后,辅助治疗维持的时间

辅助治疗维持的时间应该是多久? 中国抗癌协会临床肿瘤学协作专业委员会(简称CSCO)指南推荐PD-L1表达阳性的驱动基因阴性的晚期NSCLC可以进行帕博利珠单抗单药治疗,至疾病进展或单药治疗至35周期(2年)停药,任何PD-L1表达状态的驱动基因阴性的晚期NSCLC可以进行帕博利珠单抗联合化疗进行4个周期的联合治疗后,进行帕博利珠单抗单药治疗至31个周期(2年)。CSCO指南也推荐对于Ⅲ期不可切的NSCLC患者同期放化疗后可接受度伐利尤单抗1年的维持治疗。目前免疫新辅助术后免疫维持治疗尚无明确结论,从不进行术后免疫维持至1年免疫维持治疗不等。

## 八、免疫治疗耐药

大多数患者最终会面临免疫治疗耐药,包括原发性、适应性和获得性耐药。因此,早期识别并克服免疫治疗耐药势在必行。 免疫治疗的耐药机制十分复杂,主要依赖于肿瘤细胞、肿瘤微环境以及两者间的交互作用。 克服免疫治疗耐药是未来一个重要的研究方向。

## 九、对于可手术切除的NSCLC患者,究竟应接受术后辅助免疫治疗,还是新辅助免疫治疗?

目前大家的共识是,认为对于具有一定手术难度的患者或者明显的N2患者,可考虑新辅助免疫治疗;而对于较易手术的患者,可采取辅助免疫治疗。

## 十、新辅助治疗的缺陷

新辅助治疗可能会延误外科治疗时机,虽然靶向治疗和免疫治疗相关毒副作用较化疗少,但一旦出现严重毒性作用,外科手术将被推迟甚至失去手术机会。特别是免疫性心肌炎、免疫性肝炎,对于部分患者甚至是致命性的副反应。

## 十一、两个单独或多个靶点联合是否会扩大药物抗肿瘤活性、克服耐药、延长生存时间和降低毒副作用尚不清楚

最佳治疗模式,新辅助以及辅助治疗的周期,单药免疫和多药联合的选择,包括免疫联合抗血管生成治疗,多药免疫联合等,还需要进一步探索。

### 参考文献

[ 1 ] Provencio M, Nadal E, Insa A, et al. Neoadjuvant chemotherapy and nivolumab in resectable non-small-cell lung cancer (NADIM): an open-label, multicentre, single-arm, phase 2 trial[J]. Lancet Oncol., 2020, 21(11):1413-1422.

[ 2 ] Forde P M, Spicer J, Lu S, et al. Neoadjuvant Nivolumab plus Chemotherapy in Resectable Lung Cancer[J]. N. Engl. J. Med., 2022.

[ 3 ] Liang W, Cai K, Chen C, et al. Expert consensus on neoadjuvant immunotherapy for non-small cell lung cancer[J]. Transl. Lung Cancer Res., 2020, 9(6):2696-2715.

[ 4 ] Cascone T, William W N, Weissferdt A, et al. Neoadjuvant nivolumab or nivolumab plus ipilimumab in operable non-small cell lung cancer: the phase 2 randomized NEOSTAR trial[J]. Nat. Med., 2021, 27 (3):504-514.

[ 5 ] Bott M J, Cools-Lartigue J, Tan K S, et al. Safety and Feasibility of Lung Resection After Immunotherapy for Metastatic or Unresectable Tumors[J]. Ann. Thorac. Surg., 2018, 106(1):178-183.

第二篇

# 肺癌新辅助治疗的临床病例

# 第十四章 新辅助化疗病例

在CheckMate 816研究发表以前,传统化疗是局部晚期NSCLC标准的新辅助治疗方案。通过新辅助化疗,部分患者影像学评估可见肿瘤明显缩小,增加了可切除性,同时降低了肿瘤负荷,减少了肿瘤微转移,提高了手术疗效。但是如前所述,新辅助化疗的主要病理学缓解率及病理完全缓解率均较低,疗效有限。以下通过具体病例予以展示。

## 病 例 1

患者,男性,73岁,主诉:因"咳嗽3月余"就诊。

临床诊断:右上叶鳞癌cT3N2M0-ⅢB期。

术前基因突变检测:无基因突变。PD-1,PD-L1检测结果:PD-L1(E1L3N)(90%+,>50%)。

初次治疗前CT如图14.1所示。

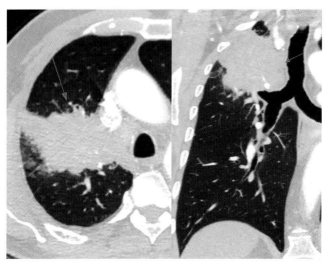

**图14.1 初次治疗前CT**

初次治疗前气管镜如图14.2所示。

新辅助治疗经过:白蛋白紫杉醇470 mg+卡铂734 mg 3周期。

不良反应:未见。

治疗后分期:cT2aN2M0-ⅢA期。

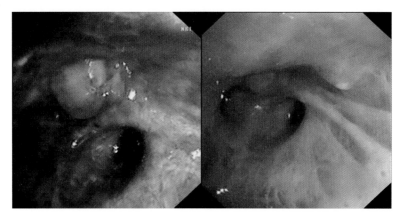

图14.2　初次治疗前气管镜

治疗后CT如图14.3所示。

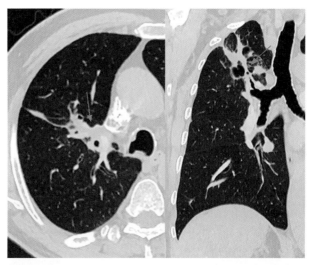

图14.3　治疗后CT

治疗后气管镜如图14.4所示。

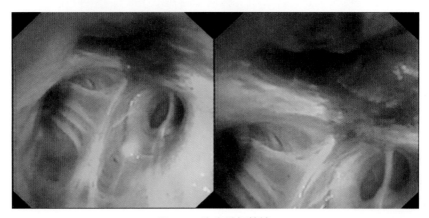

图14.4　治疗后气管镜

手术方式:VATS右肺上叶袖式切除＋系统性淋巴结清扫术。

术后病理,是否有MPR/pCR:未达到MPR。

术后最终病理:病灶大小2.8 cm×2.5 cm×2 cm。组织学类型:鳞癌(角化型),肿瘤残留约12%,病灶内纤维组织增生伴淋巴细胞浸润,另见泡沫细胞聚集,多核巨细胞反应及胆固醇裂隙沉积,结合病史,符合新辅助治疗后反应。病理评估:存活肿瘤百分比:12%;坏死百分比:0%;间质百分比(包括纤维化和炎症):88%。淋巴结转移情况:第2组(1/1);第4组(2/5);第7组(0/9);第8组(0/5);第10组(0/5);第11组(0/1);第13组(0/3)。备注:第2、4组淋巴结转移癌瘤床肿瘤残留约30%,间质反应占70%。

术后病理分期:pT1aN2M0-ⅢA期。

术后基因突变检测:无基因突变。

术后PD-L1检测:PD-L1(22C3)(80%＋,＞50%)。

备注:术后T分期按照IASLC肺癌新辅助病理评估建议,为瘤床大小乘以残留肿瘤百分比,下同。

术后辅助治疗:白蛋白紫杉醇387.2 mg＋卡铂712 mg 3周期。

术后随访:术后12个月未见复发征象。

点评:此例患者新辅助治疗前,病灶侵犯气管侧壁、奇静脉,属于不可切除的病灶;新辅助治疗后,病灶明显缩小,获得手术机会。

# 病　例　2

患者,男性,60岁,主诉:因"发现左肺上叶异影4月余"就诊。

临床诊断:左上叶鳞癌cT3N0M0-ⅡB期。

术前基因突变检测:未检测。PD-1,PD-L1检测结果:未检测。

初次治疗前CT如图14.5所示。

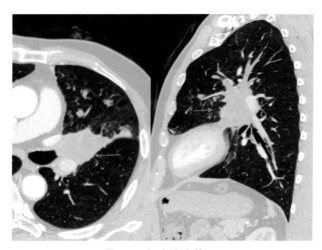

图14.5　初次治疗前CT

初次治疗前气管镜如图14.6所示。

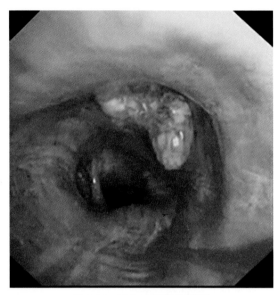

图14.6　初次治疗前气管镜

新辅助治疗经过:卡铂600 mg＋白蛋白紫杉醇400 mg 3周期。

不良反应:白细胞计数减少,双侧四肢末梢麻木感。

治疗后分期:鳞癌cT3N0M0-ⅡB期。

治疗后CT如图14.7所示。

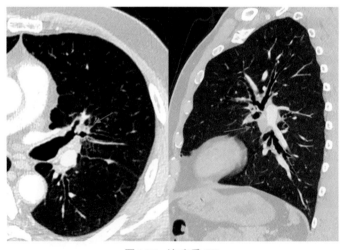

图14.7　治疗后CT

治疗后气管镜如图14.8所示。

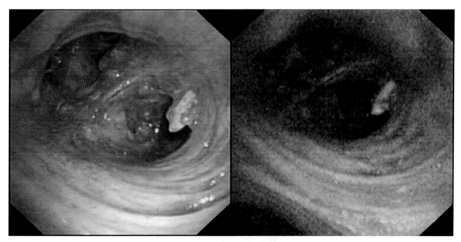

图14.8　治疗后气管镜

手术方式:VATS左肺上叶袖式切除术+肺动脉成形术+系统性淋巴结清扫术。

术后病理,是否有MPR/pCR:未达到MPR。

术后最终病理:病灶大小2 cm×2 cm×0.5 cm。组织学类型:鳞状细胞癌。病理评估:存活肿瘤百分比:60%;坏死百分比:10%;间质百分比(包括纤维化和炎症):30%。淋巴结转移情况:第4组(1/1);第5组(0/1);第6组(0/1);第7组(0/4);第8组(0/3);第9组(0/2);第10组(0/3);第11组(1/1);第13组(0/5)。

术后病理分期:鳞癌 T1bN2M0-ⅢA期。

术后基因突变检测:未检测。

术后PD-L1检测:PD-L1(E1L3N)(80%+,>50%)。

术后辅助治疗:予胸部放疗,6MV-X线,IMRT计划,处方剂量50 Gy/25 Fx,同步希美钠增敏治疗。治疗中出现Ⅱ度放射性食管炎,予对症支持处理后好转。

术后随访:术后12个月未见复发征象。

点评:此例患者左肺上叶肺癌,侵犯左肺下叶,如果直接手术,至少需要左全肺切除;治疗后,病灶退缩,手术切除范围得以缩小,行胸腔镜下左肺上叶袖式切除+肺动脉成形术。

# 病　例　3

患者,男性,50岁,主诉:因"咳嗽、咳痰1月余"就诊。

临床诊断:左肺鳞癌cT4N2M0-ⅢB期。

术前基因突变检测:无基因突变。PD-1,PD-L1检测结果:阴性。

初次治疗前CT如图14.9所示。

初次治疗前气管镜如图14.10所示。

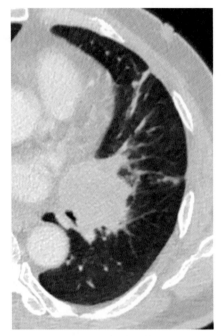

图 14.9　初次治疗前 CT

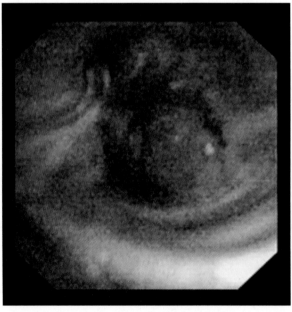

图 14.10　初次治疗前气管镜

新辅助治疗经过：白蛋白紫杉醇 400 mg ＋卡铂 800 mg 3 周期。

不良反应：未见。

治疗后分期：cT1N2M0-ⅢA 期。

治疗后 CT 如图 14.11 所示。

治疗后气管镜如图 14.12 所示。

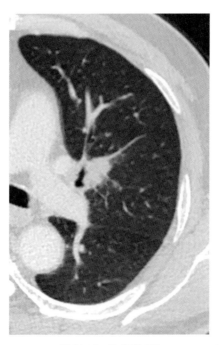

图14.11　治疗后CT

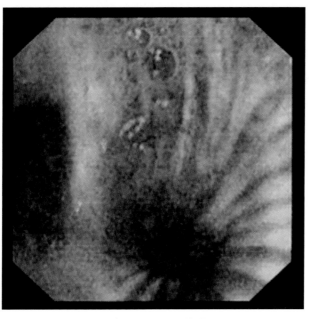

图14.12　治疗后气管镜

手术方式:VATS左全肺切除术＋系统性淋巴结清扫术。

术后病理,是否有MPR/pCR:未达到MPR。

术后最终病理:病灶大小5 cm×4.9 cm×4.7 cm。组织学类型:鳞癌(角化型),伴坏死,
病灶内肿瘤残留70％,病灶内见纤维胶原组织增生少量淋巴细胞浸润,结合病史,符合新辅

助治疗后反应,肿瘤旁淋巴结(1/1)见癌累及。病理评估:存活肿瘤百分比:70%;坏死百分比:20%;间质百分比(包括纤维化和炎症):10%。淋巴结转移情况:第4组(0/5);第5组(0/1);第6组(0/1);第7组(0/4);第8组(0/1);第9组(0/2);第13组(1/6)。

术后病理分期:T2aN1M0-ⅡB期。

术后基因突变检测:无基因突变。

术后PD-L1检测:PD-L1(E1L3N)(95%＋,＞50%)。

术后辅助治疗:白蛋白紫杉醇400 mg＋卡铂700 mg辅助化疗3周期。

术后随访:术后6个月脑转移,骨转移。

点评:此例患者治疗前结节较大,新辅助治疗后,病灶明显缩小,降低了手术难度,手术行胸腔镜下左全肺切除,但患者术后远期效果不佳,出现了远处的转移。

# 病　例　4

患者,男性,58岁,主诉:因"咳嗽、痰血1月"就诊。

临床诊断:右上叶非小细胞肺癌cT4N2M0-ⅢB期。

术前基因突变检测:无基因突变。PD-1,PD-L1检测结果:未检测。

初次治疗前CT如图14.13所示。

初次治疗前气管镜如图14.14所示。

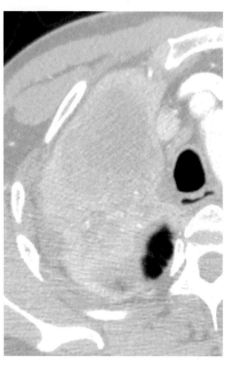

图14.13　初次治疗前CT

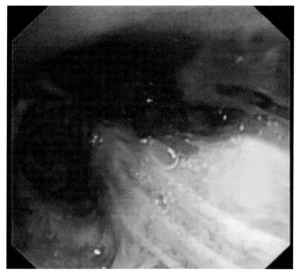

图 14.14　初次治疗前气管镜

新辅助治疗经过：白蛋白紫杉醇 400 mg ＋卡铂 400 mg 化疗 3 周期。

不良反应：未见。

治疗后分期：cT4N2M0-ⅢB 期。

治疗后 CT 如图 14.15 所示。

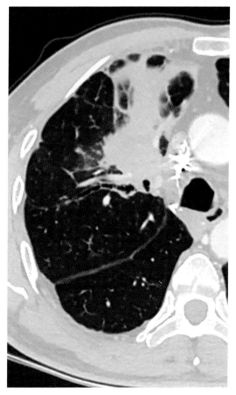

图 14.15　治疗后 CT

治疗后气管镜如图14.16所示。

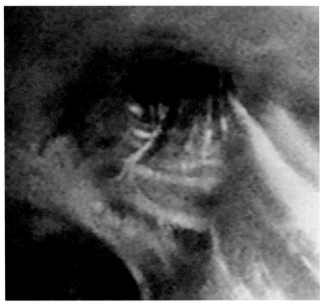

图14.16 治疗后气管镜

手术方式:VATS右上叶切除术＋系统性淋巴结清扫术。

术后病理,是否有MPR/pCR:未达到MPR。

术后最终病理:病灶大小6.5 cm×2.5 cm×2 cm。组织学类型:鳞癌(非角化型),低分化。病理评估:存活肿瘤百分比:30％;坏死百分比:20％;间质百分比(包括纤维化和炎症):50％。淋巴结转移情况:第2组(0/3);第4组(0/1);第7组(0/1);第8组(0/1);第10组(0/1);第11组(0/4)未见癌累及。

术后病理分期:T1bN0M0-ⅠA2期。

术后基因突变检测:无基因突变。

术后PD-L1检测:未检测。

术后辅助治疗:无。

术后随访:术后12个月未见复发征象。

点评:此例患者新辅助治疗前,为不可手术的患者;新辅助治疗后,病灶明显缩小,提供了手术机会。

# 病 例 5

患者,女性,56岁,主诉:因"发现左肺上叶占位8月"就诊。

临床诊断:左上肺腺癌cT2aN2M0-ⅢA期。

术前基因突变检测:RET阳性。PD-1,PD-L1检测结果:PD-L1(E1L3N)(60％＋);PD-L1(22C3)(80％＋)。

初次治疗前CT如图14.17所示。

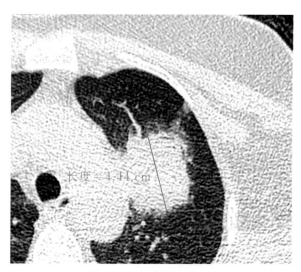

图14.17 初次治疗前CT

新辅助治疗经过:白蛋白紫杉醇370 mg＋卡铂670 mg 2周期。

不良反应:未见。

治疗后分期:cT1N2M0-ⅢA期。

治疗后CT如图14.18所示。

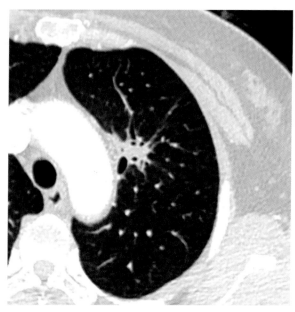

图14.18 治疗后CT

手术方式:VATS左肺上叶切除术＋系统性淋巴结清扫术。

术后病理,是否有MPR/pCR:MPR。

术后最终病理:左上叶,病灶大小3.2 cm×2 cm×1.5 cm。组织学类型:病灶内见约2%

的腺癌残留,病灶内另见纤维组织增生伴淋巴细胞浸润,多核巨细胞反应及胆固醇裂隙沉积,结合病史,符合新辅助治疗后反应。病理评估:存活肿瘤百分比:2%;坏死百分比:0%;间质百分比(包括纤维化和炎症):98%。胸膜浸润:未见。神经浸润:未见。脉管内癌栓:未见。切缘:未见癌累及。淋巴结转移情况:第4组(0/2);第5组(0/3);第7组(0/1);第9组(0/1);第10组(0/1);第11组(0/1);第13组(0/11)。

术后病理分期:T1aN0M0-ⅠA期。

术后基因突变检测:无基因突变。

术后PD-L1检测:PD-L1(E1L3N)(40%+,1-49%)。

术后辅助治疗:无。

术后随访:术后18个月未见复发征象。

点评:此例患者术前属于可手术病灶,术前的新辅助治疗缩小了病灶,降低了手术难度。

# 病 例 6

患者,男性,60岁,主诉:因"体检发现肺部异影10余天"就诊。

临床诊断:右下肺低分化非小细胞肺癌cT1bN2M0-ⅢA期。

术前基因突变检测:无基因突变。PD-1,PD-L1检测结果:未检测。

初次治疗前CT如图14.19所示。

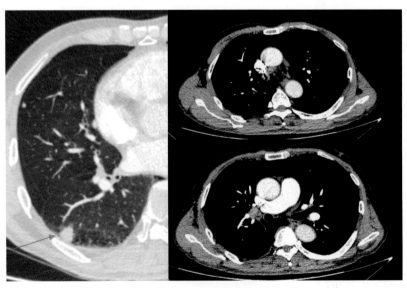

图14.19 初次治疗前CT

新辅助治疗经过:吉西他滨1.44g d1,d8+奈达铂100 mg d1 2周期。

不良反应:未见。

治疗后分期:cT1aN2M0-ⅢA期。

治疗后CT如图14.20所示。

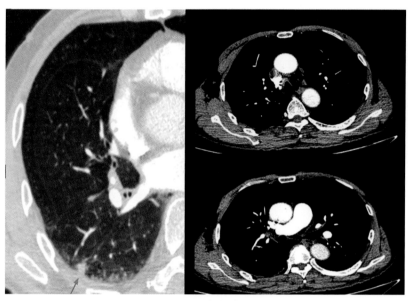

图 14.20 治疗后 CT

手术方式:VATS 右肺下叶切除＋系统性淋巴结清扫术。

术后病理,是否有 MPR/pCR:未达到 MPR。

术后最终病理:病灶大小 1.6 cm×0.5 cm×0.5 cm。组织学类型:浸润性腺癌,低分化(Ⅲ级)(腺管型 50%,乳头型 20%,微乳头型 15%,贴壁型 10%,复杂腺体 5%),含少量鳞癌成分(约 3%),见肿瘤细胞沿肺泡腔播散(STAS＋)。病理评估:存活肿瘤百分比:90%;坏死百分比:0%;间质百分比(包括纤维化和炎症):10%。淋巴结转移情况:第 2 组(1/2);第 4 组(0/2);第 7 组(0/6);第 8 组(0/2);第 9 组(0/1);第 10 组(0/2);第 11 组(0/3);第 13 组(0/4);肺门(2/4)。其中(第 2 组,肺门)淋巴结内转移成分为腺癌成分。

术后病理分期:T1bN2M0-ⅢA 期。

术后基因突变检测:无基因突变。

术后 PD-L1 检测:PD-L1(E1L3N)(—)。

术后辅助治疗:当地医院化疗,吉西他滨＋奈达铂 2 周期。

术后随访:术后 12 个月未见复发。

111

# 病　例　7

患者,男性,67 岁,主诉:因"咳嗽、胸痛 2 月余"就诊。

临床诊断:右肺非小细胞肺癌 cT2aN2M0-ⅢA 期。

术前基因突变检测:未检出。PD-1,PD-L1 检测结果:未检测。

初次治疗前 CT 如图 14.21 所示。

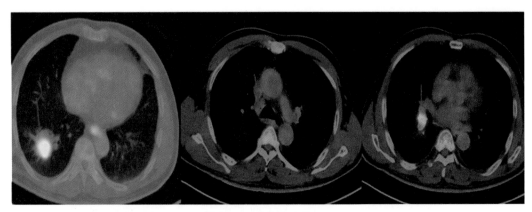

图 14.21　初次治疗前 CT

新辅助治疗经过:培美曲塞 0.9 g＋卡铂 650 mg 2 周期。

不良反应:未见。

治疗后分期:cT1cN2M0-ⅢA 期。

治疗后 CT 如图 14.22 所示。

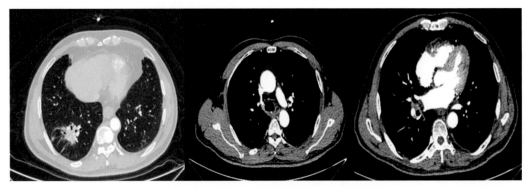

图 14.22　治疗后 CT

手术方式:VATS 右肺中下叶切除术＋系统性淋巴结清扫术。

术后病理,是否有 MPR/pCR:未达到 MPR。

术后最终病理:病灶大小 3.2 cm×3 cm×2 cm。组织学类型:(右中下叶)浸润性腺癌,低分化(Ⅲ级)(腺管型 45％,微乳头型 35％,复杂腺体 20％)。病理评估:存活肿瘤百分比:90％;坏死百分比:0％;间质百分比(包括纤维化和炎症):10％。淋巴结转移情况:第 2 组(0/5);第 4 组(0/6);第 7 组(0/2);第 8 组(0/4);第 10 组(1/3);第 11 组(0/3);第 12 组(0/2);第 13 组(0/1);(术中送检 11 组淋巴结)5 枚,未见癌转移(0/5)。

术后病理分期:T1cN1M0-ⅡB 期。

术后基因突变检测:EGFR L858R 点突变。

术后 PD-L1 检测:PD-L1(E1L3N)(－)。

术后辅助治疗:培美曲塞 0.9 g＋卡铂 650 mg 2 周期。

术后随访:术后 12 个月未见复发征象。

# 病　例　8

患者,男性,65岁,主诉:因"咳嗽、咳痰1月余"就诊。

临床诊断:左肺上叶非小细胞癌cT3N1M0-ⅢA期。

术前基因突变检测:无基因突变。PD-1,PD-L1检测结果:未检测。

初次治疗前CT如图14.23所示。

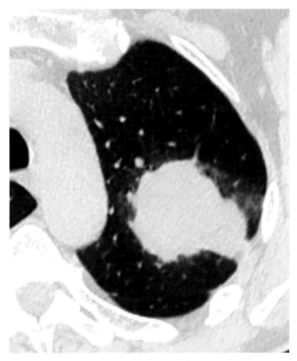

图14.23　初次治疗前CT

新辅助治疗经过:白蛋白紫杉醇400 mg＋卡铂500 mg 3周期。

不良反应:未见。

治疗后分期:cT2aN1M0-ⅡB期。

治疗后CT如图14.24所示。

手术方式:VATS左肺上叶切除术＋系统性淋巴结清扫术。

术后病理,是否有MPR/pCR:未达到MPR。

术后最终病理:病灶大小3.2 cm×2 cm×2 cm。组织学类型:鳞癌(角化型),侵及血管壁,肺间质纤维组织增生、淋巴-浆细胞浸润及少量坏死,另见泡沫样细胞聚集、胆固醇裂隙形成、反应性肉芽肿及少量钙化,结合病史符合新辅助治疗后反应。病理评估:存活肿瘤百分比:70%;坏死百分比:5%;间质百分比(包括纤维化和炎症):25%。淋巴结转移情况:第5组(0/2);第6组(0/1);第7组(0/5);第8组(0/1);第10组(0/4);第11组(0/2);左肺门淋巴结(0/1);(第8组)淋巴结内见少量坏死,特染未见特异性病原体。

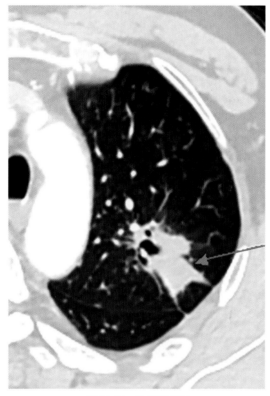

图14.24 治疗后CT

术后病理分期:T1cN0M0-ⅠA3期。

术后基因突变检测:未检测。

术后PD-L1检测:PD-L1(E1L3N)(-)。

术后辅助治疗:白蛋白紫杉醇400 mg+卡铂530 mg 2周期。

术后随访:术后6个月未见复发征象。

点评:此例患者术前属于可切除病灶,新辅助治疗后,病灶明显缩小,予以微创手术切除。

# 病 例 9

患者,男性,65岁,主诉:因"左侧胸痛1年"就诊。

临床诊断:左肺鳞癌cT3N0M0-ⅡB期。

术前基因突变检测:未检测。PD-1,PD-L1检测结果:未检测。

初次治疗前CT如图14.25所示。

新辅助治疗经过:白蛋白紫杉醇450 mg+波贝350 mg化疗2周期。

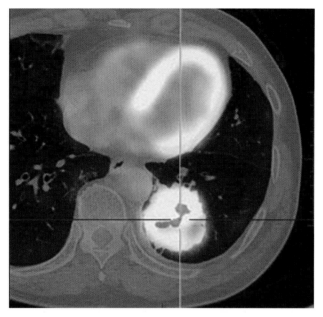

图14.25 初次治疗前CT

不良反应:未见。

治疗后分期:cT1N0M0-ⅠA期。

治疗后CT如图14.26所示。

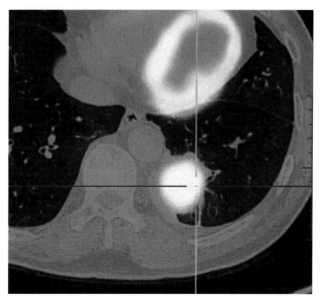

图14.26 治疗后CT

手术方式:VATS左肺下叶切除术+系统性淋巴结清扫术。

术后病理,是否有MPR/pCR:未达到MPR。

术后最终病理:病灶大小5.8 cm×5.5 cm×5 cm。组织学类型:(左下叶)鳞癌(角化型)。

病理评估:存活肿瘤百分比:80%;坏死百分比:5%;间质百分比(包括纤维化和炎症):15%。

淋巴结转移情况:第4组(0/1);第5组(0/1);第6组(0/2);第7组(0/1);第8组(0/1);第10组(0/1);第11组(0/2);第13组(0/1)。

术后病理分期:T2bN0M0-ⅡA期。

术后基因突变检测:无基因突变。

术后PD-L1检测:PD-L1(E1L3N)(一)。

术后辅助治疗:白蛋白紫杉醇450 mg+波贝350 mg化疗1周期。

术后随访:术后6个月未见复发征象。

# 病 例 10

患者,男性,55岁,主诉:因"体检发现右上叶占位1月"就诊。

临床诊断:右肺腺癌cT2bN1M0-Ⅱb期。

术前基因突变检测:未检测。PD-1,PD-L1检测结果:未检测。

初次治疗前PET-CT如图14.27所示。

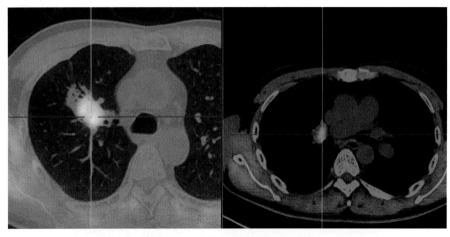

**图14.27 初次治疗前PET-CT**

新辅助治疗经过:培美曲塞1.0g d1+奈达铂50 mg d1-d3 2周期。

不良反应:未见。

治疗后分期:cT1cN2M0-ⅢA期。

治疗后CT如图14.28所示。

手术方式:VATS右肺上叶切除术+系统性淋巴结清扫术。

术后病理,是否有MPR/pCR:未达到MPR。

术后最终病理:病灶大小3.5 cm×2.5 cm×2.5 cm。组织学类型:(右上叶)浸润性腺癌,低分化(Ⅲ级)(腺管型70%,复杂腺体20%,微乳头型10%),见肿瘤细胞沿肺泡腔播散(STAS+);肿瘤细胞残留80%。癌旁淋巴结1枚,见癌侵犯(1/1)。病理评估:存活肿瘤百分比:80%;坏死百分比:0%;间质百分比(包括纤维化和炎症):20%。淋巴结转移情况:第2组(0/1);第4组(0/2);第7组(0/3);第8组(0/8);第10组(3/3);第11组(0/1);第13组(1/1)。

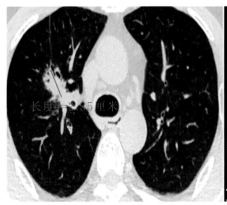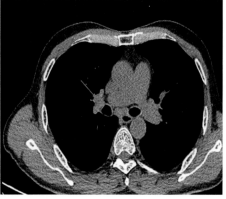

图14.28　治疗后CT

术后病理分期:T1cN1M0-ⅡB期。

术后基因突变检测:EGFR L858R点突变。

术后PD-L1检测:PD-L1(E1L3N)(5%+,1-49%)。

术后辅助治疗:培美曲塞1.0 g化疗1周期。

术后随访:术后12个月未见复发征象。

# 第十五章　新辅助免疫治疗病例

随着各项新辅助免疫治疗临床试验的开展,尤其是CheckMate 816达到了pCR及EFS的临床研究终点,免疫联合化疗已成为驱动基因阴性ⅠB-ⅢA期可切除NSCLC的标准新辅助治疗方案。相对于传统化疗,免疫联合化疗的新辅助治疗方案极大地提高了MPR及pCR的比例,并使部分不可切除的局部晚期肺癌降期后成功接受根治性手术治疗。与晚期肺癌的一线治疗相似,免疫新辅助治疗在不同患者中疗效差异较大,同样存在部分患者不应答的问题,以下病例分为pCR、MPR、Non-MPR分别予以展示。

## 病理完全缓解组(pCR组)

## 病　例　1

患者,男性,66岁,主诉:因"体检发现右肺结节伴纵隔淋巴结增大"就诊。

临床诊断:右肺腺癌cT1cN2M0-ⅢA期。

术前基因突变检测:未检测[基因检测包括EGFR、ALK、ROS1、BRAF、KRAS、ET、NRAS、PIK3CA、HER-2和C-MET(14EXON跳跃突变),下同]。PD-1,PD-L1检测结果:未检测。

初次治疗前CT如图15.1所示。

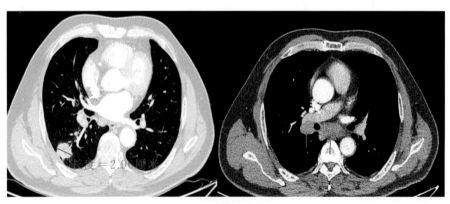

**图15.1　初次治疗前CT**

新辅助治疗经过:替雷利珠单抗200 mg＋卡铂679.65 mg＋培美曲塞980 mg 3周期。

不良反应:无明显不良反应。

治疗后分期:cT1bN2M0-ⅢA 期。

治疗后 CT 如图 15.2 所示。

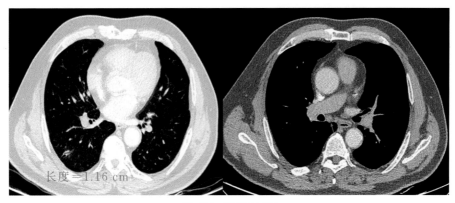

长度=1.16 cm

图 15.2　治疗后 CT

手术方式:VATS 右肺下叶切除＋淋巴结清扫术。

术后病理,是否有 MPR/pCR:病理完全缓解。

术后最终病理:病灶大小 2.3 cm×1.3 cm×1 cm。病理评估:存活肿瘤百分比:0%;坏死百分比:0%;间质百分比(包括纤维化和炎症):100%。病理缓解程度:病理完全缓解(pCR)(右下叶)。病灶内见胶原纤维增生,伴淋巴细胞浸润、淋巴滤泡形成,肺泡腔内见较多组织吞噬细胞,见散在分布的多核巨细胞及少量钙化小体;未见到肿瘤细胞残留,可符合新辅助治疗后病理完全缓解(pCR)。切缘:未见癌累及。淋巴结未见转移。

术后病理分期:T0N0M0-0 期。

术后基因突变检测:未检测。

术后 PD-L1 检测:未检测。

术后辅助治疗:替雷利珠单抗 200 mg 4 周期。

术后随访:随访到术后 12 个月未见复发。

点评:此例患者术前病灶属于可手术切除病灶,新辅助治疗 3 个周期后,达到了 pCR;因此,术后没有再予以化疗,给予 4 个疗程的免疫辅助治疗。此类患者的辅助治疗存在争议,新辅助治疗后达到 pCR 的患者术后是否还需要辅助治疗? 辅助治疗需要多久?

# 病　例　2

患者,男性,69 岁,主诉:因"体检发现左肺下叶肿块 10 天"就诊。

临床诊断:左肺下叶鳞癌 cT3N0M0-ⅡB 期。

术前基因突变检测:未检测。PD-1,PD-L1 检测结果:未检测。

初次治疗前 CT 如图 15.3 所示。

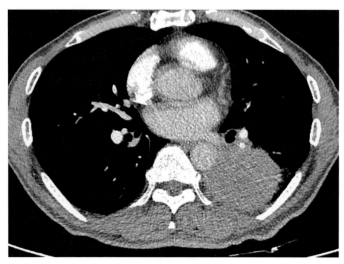

图15.3　初次治疗前CT

新辅助治疗经过:卡瑞利珠单抗200 mg＋吉西他滨1680 mg＋卡铂448 mg 2周期。

不良反应:无明显不良反应。

治疗后分期:cT1N0M0-ⅠA期。

治疗后CT如图15.4所示。

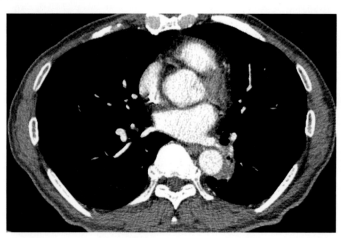

图15.4　治疗后CT

手术方式:单孔VATS左下叶切除＋淋巴结清扫术。

术后病理,是否有MPR/pCR:病理完全缓解。

术后最终病理:病灶大小5 cm×3 cm×2 cm。病理评估:存活肿瘤百分比:0%;坏死百分比:0%;间质百分比(包括纤维化和炎症):100%。病理缓解程度:病理完全缓解(pCR)。胸膜浸润:未见。神经浸润:未见。脉管内癌栓:未见。切缘:未见癌累及。淋巴结未见累及。

术后病理分期:T0N0M0-0期。

术后基因突变检测:未检测。

术后PD-L1检测:PD-L1(－)。

术后辅助治疗:吉西他滨1680 mg＋卡铂539 mg 4周期。

术后随访:术后12个月未见复发征象。

点评:此例患者新辅助治疗前,属于不可手术的病灶;新辅助治疗后,病灶明显缩小,病理提示完全缓解(pCR)。

# 病　例　3

患者,男性,62岁,主诉:因"咳嗽1月余"就诊。

临床诊断:右肺非小细胞癌cT1N2M0-ⅢA期。

术前基因突变检测:KRAS突变型。PD-1,PD-L1检测结果:未检测。

初次治疗前CT如图15.5所示。

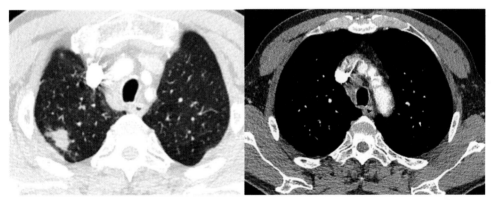

图15.5　初次治疗前CT

新辅助治疗经过:帕博利珠单抗200 mg＋紫杉醇400 mg＋卡铂700 mg 2周期。

不良反应:无明显不良反应。

治疗后分期:cT1aN0M0-ⅠA期。

治疗后CT如图15.6所示。

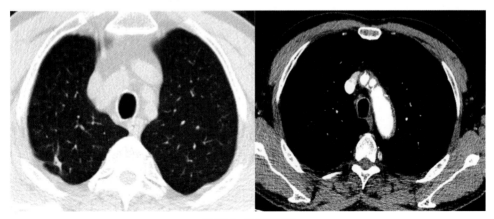

图15.6　治疗后CT

手术方式:VATS右肺上叶切除术＋淋巴结清扫术。

术后病理,是否有MPR/pCR:病理完全缓解。

术后最终病理:病灶大小2.3 cm×2 cm×2 cm。组织学类型:病灶内未见肿瘤残留,另见纤维组织增生、淋巴细胞浸润及肺泡上皮增生,泡沫细胞聚集及肉芽肿形成,伴少量坏死,另见纤维囊性肺大疱形成,结合病史,符合新辅助治疗后反应。病理评估:存活肿瘤百分比:0%;坏死百分比:5%;间质百分比(包括纤维化和炎症):95%。病理缓解程度:病理完全缓解(pCR)。胸膜浸润:未见。神经浸润:未见。脉管内癌栓:未见。切缘:未见癌。淋巴结未见累及。

术后病理分期:T0N0M0-0期。

术后基因突变检测:未检测。

术后PD-L1检测:PD-L1(－)。

术后辅助治疗:帕博利珠单抗200 mg＋紫杉醇400 mg＋卡铂580 mg 4周期。

术后随访:术后12个月未见复发征象。

点评:此例患者术前属于N2疾病,KRAS突变;化疗联合免疫治疗后,影像学评估,N降期,淋巴结基本消失,术后病理证实pCR。

# 病 例 4

患者,男性,70岁,主诉:因"咳嗽、咳痰1月余"就诊。

临床诊断:左肺上叶鳞癌cT2aN2M0-ⅢA期。

术前基因突变检测:未检测。PD-1,PD-L1检测结果:未检测。

初次治疗前CT如图15.7所示。

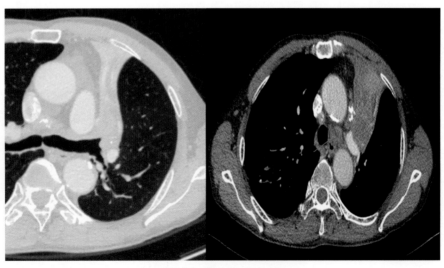

图15.7 初次治疗前CT

初次治疗前气管镜:左上叶管腔外压性狭窄。如图15.8所示。

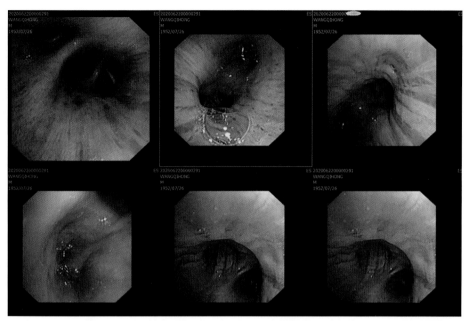

图15.8　初次治疗前气管镜

新辅助治疗经过:特瑞普利单抗240 mg+吉西他滨1730 mg+卡铂435 mg 4周期。

不良反应:无明显不良反应。

治疗后分期:cT1N2M0-ⅢA期。

治疗后CT如图15.9所示。

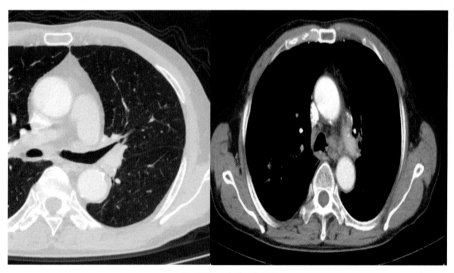

图15.9　治疗后CT

治疗后气管镜:左上叶管口黏膜粗糙肿胀。如图15.10所示。

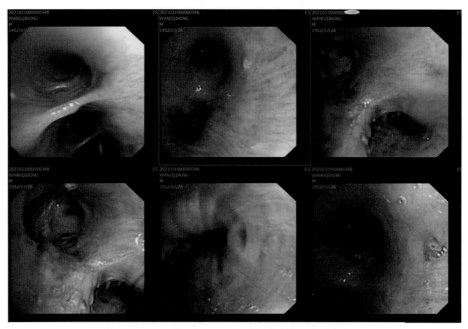

图15.10 治疗后气管镜

手术方式:左肺上叶切除术伴肺动脉成形术+淋巴结清扫术。

术后病理,是否有MPR/pCR:病理完全缓解。

术后最终病理:肺门支气管黏膜粗糙,范围约1.5 cm×0.5 cm。组织学类型:(左上叶肺)肺门部病灶内未见肿瘤细胞残留,见胶原结节及纤维组织增生,伴大量黑色颗粒沉积及少量淋巴细胞浸润,符合治疗后反应。病理评估:存活肿瘤百分比:0%。病理缓解程度:病理完全缓解(pCR)。胸膜浸润:未见。神经浸润:未见。脉管内癌栓:未见。切缘:未见癌累及。淋巴结未见累及。

术后病理分期:T0N0M0-0期。

术后基因突变检测:未检测。

术后PD-L1检测:未检测。

术后辅助治疗:无。

术后随访:术后9个月未见复发征象。

点评:此例患者为左肺上叶癌,管内型病灶,治疗前,左肺上叶平开口处,是肿瘤完全堵塞,如果直接手术,至少要袖式切除;治疗后,左肺上叶支气管再次开放,手术做了左肺上叶切除伴肺动脉成形术,术后病理证实是pCR。

# 病　例　5

患者,男性,57岁,主诉:因"咳嗽2月"就诊。

临床诊断:左肺下叶鳞癌cT3N2M0-ⅢB期。

术前基因突变检测:未检测。PD-1,PD-L1检测结果:未检测。

初次治疗前CT如图15.11所示。

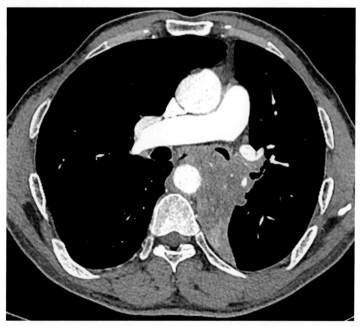

图15.11　初次治疗前CT

初次治疗前气管镜:左主气管中下段膜部隆起,所致管腔狭窄。左下叶开口见新生物堵塞,荧光下呈品红色,累及左上叶开口黏膜。如图15.12所示。

新辅助治疗经过:多西他赛132 mg+卡铂705 mg+特瑞普利单抗240 mg 3周期。

不良反应:无明显不良反应。

治疗后分期:cT2bN2M0-ⅢA期。

治疗后CT如图15.13所示。

治疗后气管镜:左下叶开口见新生物突起于管腔,病灶累及左主气管下段及左上下叶间嵴。如图15.14所示。

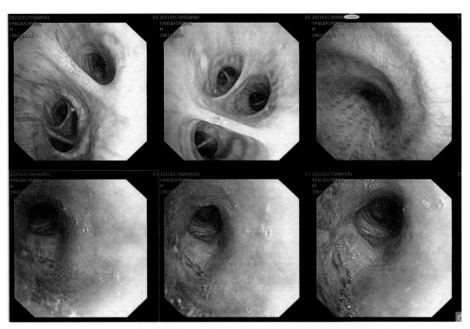

图 15.12　初次治疗前气管镜

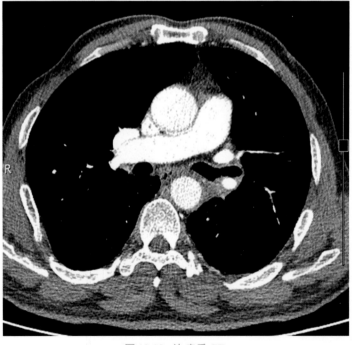

图 15.13　治疗后 CT

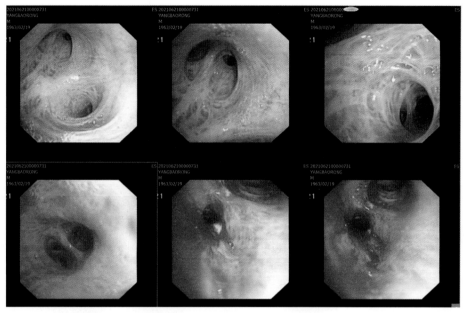

图15.14　治疗后气管镜

手术方式:胸腔镜辅助左全肺切除术＋淋巴结清扫术。

术后病理,是否有 MPR/pCR:病理完全缓解。

术后最终病理:病灶大小4.5 cm×2.5 cm×1.2 cm。组织学类型:未见存活肿瘤细胞残留,瘤床内见纤维组织增生,散在组织细胞、淋巴细胞浸润,多核巨细胞聚集,少量胆固醇结晶,周围肺内另见黑色粉尘沉积,偏光阳性,可符合新辅助治疗后反应。病理缓解程度:病理完全缓解(pCR)。胸膜浸润:未见。神经浸润:未见。脉管内癌栓:未见。切缘:未见癌累及。淋巴结未见累及。

术后病理分期:T0N0M0-0期。

术后基因突变检测:未检测。

术后 PD-L1 检测:未检测。

术后辅助治疗:多西他赛132 mg＋卡铂634 mg＋特瑞普利单抗240 mg 11周期。

术后随访:术后8个月未见复发征象。

点评:此例患者治疗前是不可切除病灶,左肺下叶病灶,侵犯左肺上叶;新辅助治疗后,病灶明显缩小,左肺下叶支气管再通,手术按照治疗前病灶范围切除左全肺,术后病理证实为pCR。此类患者也存在争议,手术范围应该按治疗前的病灶侵犯范围,还是治疗后的侵犯范围? 此例患者治疗后,气管镜下仍有肿瘤残余可能,所以术中行左全肺切除。

# 病 例 6

患者,男性,74岁,主诉:因"咳嗽半月余"就诊。

临床诊断:左肺上叶非小细胞肺癌cT1bN2M0-ⅢA期。

术前基因突变检测:KRAS突变。PD-1,PD-L1检测结果:未检测。

初次治疗前CT如图15.15所示。

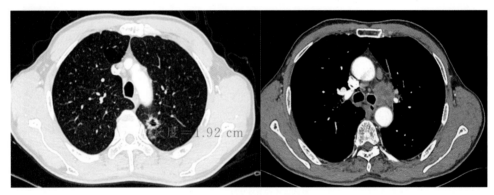

图15.15 初次治疗前CT

新辅助治疗经过:卡瑞利珠单抗200 mg+培美曲塞0.9 g+卡铂565 mg 2周期。

不良反应:白细胞计数降低Ⅱ级,中性粒细胞计数降低Ⅱ级。

治疗后分期:cT1bN2M0-ⅢA期。

治疗后CT如图15.16所示。

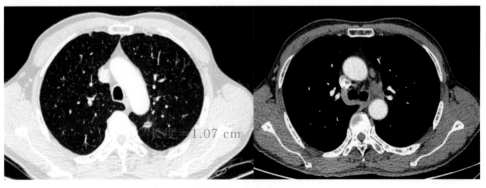

图15.16 治疗后CT

手术方式:左肺上叶切除术+淋巴结清扫术。

术后病理,是否有MPR/pCR:病理完全缓解。

术后最终病理:病灶大小11 mm×10 mm×7 mm。组织学类型:病灶内未见肿瘤残留,另见纤维组织增生伴淋巴细胞浸润。病理评估:存活肿瘤百分比:0%;坏死百分比:0%;间质百分比(包括纤维化和炎症):100%。淋巴结转移情况:第5组淋巴结内见坏死,未见肿瘤残留,符合新辅助治疗后反应。结合病史,符合新辅助治疗后病理完全缓解(pCR)。

术后病理分期:T0N0M0-0期。

术后基因突变检测:未检测。

术后PD-L1检测:未检测。

术后辅助治疗:术后培美曲塞0.9 g＋卡铂490 mg辅助化疗2周期。

术后随访:术后6个月未见复发征象。

# 病　例　7

患者,男性,60岁,主诉:因"咳嗽、咳痰1月余"就诊。

临床诊断:左肺腺癌cT1cN2M0-ⅢA期。

术前基因突变检测:C-MET 14EXON跳跃突变。PD-1,PD-L1检测结果:PD-L1(22C3)(90％＋,＞50％),PD-L1(E1L3N)(90％＋,＞50％)。

初次治疗前CT如图15.17所示。

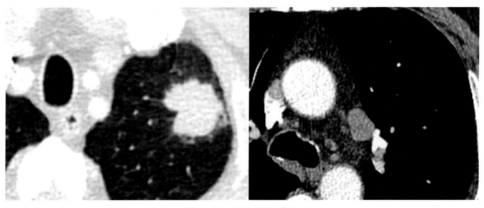

图15.17　初次治疗前CT

新辅助治疗经过:培美曲塞909 mg＋卡铂587 mg＋纳武利尤单抗360 mg 3周期。

不良反应:便秘Ⅰ级、血小板计数降低Ⅰ级、食欲不振Ⅰ级。

治疗后CT如图15.18所示。

治疗后分期:T1aN0M0-ⅠA期。

手术方式:VATS左肺上叶切除术＋淋巴结清扫术。

术后病理,是否有MPR/pCR:病理完全缓解(pCR)。

术后最终病理:病灶大小1.8 cm×1.5 cm×1.5 cm。组织学类型:未见肿瘤残留。病理评估:存活肿瘤百分比:0％;坏死百分比:0％;间质百分比(包括纤维化和炎症):100％。胸膜浸润:未见。神经浸润:未见。脉管内癌栓:未见。切缘:未见癌累及。淋巴结转移情况:淋巴结第5组(0/2);第7组(0/1);第9组(0/1);第10组(0/3);第13组(0/6)未见癌累及。

术后病理分期:T0N0M0-0期。

术后基因突变检测:未检测。

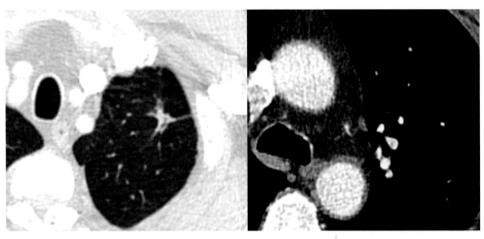

图 15.18　治疗后 CT

术后 PD-L1 检测：未检测。

术后辅助治疗：纳武利尤单抗 480 mg 辅助治疗中。

术后随访：术后 10 个月随访未见复发。

点评：此例患者治疗前是 N2 淋巴结肿大，治疗后出现淋巴结降期，病灶缩小，遂予以微创手术切除，术后病理证实 pCR，纵隔淋巴结阴性。

# 病　例　8

患者，男性，71 岁，主诉：因"体检发现右肺肿块 1 月余"就诊。

临床诊断：右肺大细胞神经内分泌癌 cT3N0M0-ⅡB 期。

术前基因突变检测：未检测。PD-1，PD-L1 检测结果：未检测。

初次治疗前 CT 如图 15.19 所示。

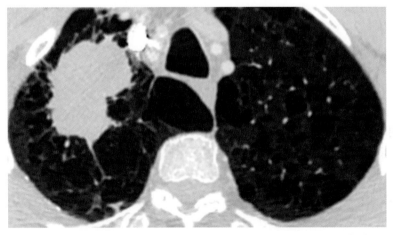

图 15.19　初次治疗前 CT

新辅助治疗经过:VP16 0.16 g d1-d3＋卡铂481 mg＋特瑞普利单抗240 mg 2周期。

不良反应:白细胞计数减少。

治疗后CT如图15.20所示。

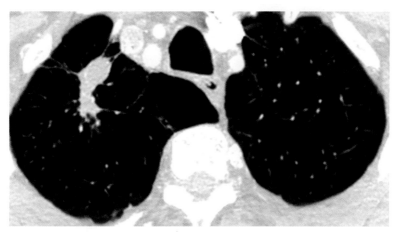

图15.20　治疗后CT

治疗后分期:T1N0M0-ⅠA期。

手术方式:VATS右肺上叶尖段切除术。

术后病理,是否有MPR/pCR:病理完全缓解(pCR)。

术后最终病理:病灶大小30 mm×15 mm×12 mm。组织学类型:病灶内未见肿瘤细胞残留,见坏死组织及大量泡沫细胞、多核巨细胞及淋巴细胞浸润、组织细胞增生。病理评估:存活肿瘤百分比:0%;坏死百分比:25%;间质百分比(包括纤维化和炎症):75%。胸膜浸润:未见。神经浸润:未见。脉管内癌栓:未见。切缘:未见癌累及。

术后病理分期:T0N0M0-0期。

术后基因突变检测:未见基因突变。

术后PD-L1检测:未检测。

术后辅助治疗:VP16 0.17 g d1-d3＋卡铂440 mg辅助治疗4周期。

术后随访:随访至术后10个月未见复发。

# 病　例　9

患者,男性,69岁,主诉:因"体检发现肺部结节1月"就诊。

临床诊断:右肺腺癌cT2N0M0-ⅠB期。

术前基因突变检测:KRAS突变。PD-1,PD-L1检测结果:未检测。

初次治疗前CT如图15.21所示。

新辅助治疗经过:信迪利单抗200 mg＋培美曲塞0.87 g＋卡铂528 mg 2周期。

不良反应:未见。

治疗后CT如图15.22所示。

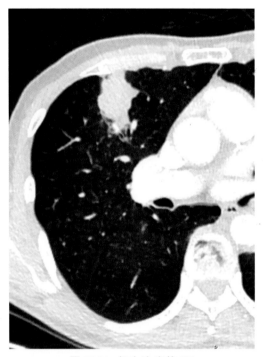

图15.21　初次治疗前CT

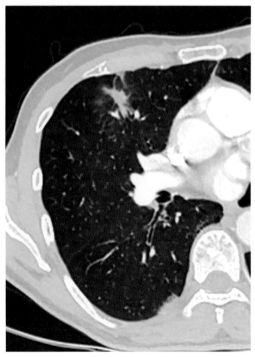

图15.22　治疗后CT

治疗后分期：T1N0M0-ⅠA 期。

手术方式：VATS 右肺上叶切除术＋淋巴结清扫术。

术后病理，是否有 MPR/pCR：病理完全缓解（pCR）。

术后最终病理：肿瘤大小 1.8 cm×1.5 cm×1 cm。组织学类型：未见活的肿瘤细胞残留。
病理评估：存活肿瘤百分比：0%；坏死百分比：0%；间质百分比（包括纤维化和炎症）：100%。
淋巴结转移情况：第 2 组（0/1）；第 4 组（0/1）；第 7 组（0/1）；第 10 组（0/1）；第 11 组（0/2）；第
13 组（0/2）未见癌累及。

术后病理分期：T0N0M0-0 期。

术后基因突变检测：未检测。

术后 PD-L1 检测：未检测。

术后辅助治疗：培美曲塞 0.7 g＋卡铂 500 mg 辅助 2 周期。

术后随访：术后 10 个月随访未见复发。

点评：此例患者治疗前为可手术病例，予以新辅助免疫化疗后，病灶明显缩小，予以微创
手术切除，术后病理证实 pCR。

# 病　例　10

患者，男性，66 岁，主诉：因"体检发现肺部阴影 1 月"就诊。

临床诊断：右下肺非小细胞肺癌 cT1N2M0-ⅢA 期。

术前基因突变检测：无基因突变。PD-1，PD-L1 检测结果：未检测。

初次治疗前 CT 如图 15.23 所示。

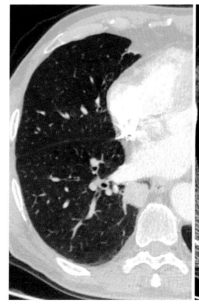 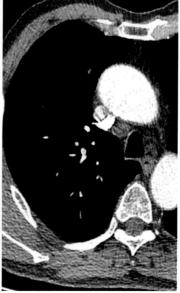

图 15.23　初次治疗前 CT

新辅助治疗经过:信迪利单抗200 mg+培美曲塞0.82 g+卡铂620 mg 2周期。

不良反应:未见。

治疗后CT如图15.24所示。

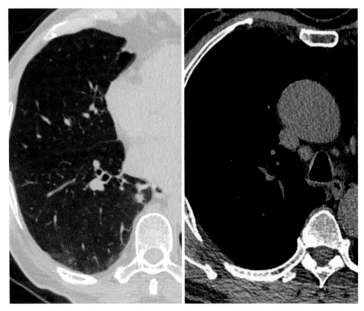

图15.24　治疗后CT

治疗后分期:T1N2M0-ⅢA期。

手术方式:VATS右肺下叶切除术+淋巴结清扫术。

术后病理,是否有MPR/pCR:病理完全缓解(pCR)。

术后最终病理:(右下叶)病灶大小2 cm×1.2 cm×1 cm。组织学类型:病灶内未见肿瘤细胞残留,见纤维组织增生,较多淋巴细胞浸润,见泡沫细胞及少量多核巨细胞反应。淋巴结转移情况:第2组(0/1);第4组(0/1);第7组(0/2);第10组(0/1);第13组(0/1)。

术后病理分期:T0N0M0-0期。

术后基因突变检测:未检测。

术后PD-L1检测:PD-L1(E1L3N)(—)。

术后辅助治疗:培美曲塞+卡铂辅助化疗2周期。

术后随访:随访22个月未见复发。

点评:此例患者治疗前,怀疑有纵隔淋巴结转移,遂予以新辅助免疫化疗;治疗后,病灶明显缩小,纵隔淋巴结没有明显缩小,术后病理证实pCR,术后改为新辅助化疗2个疗程。

# 病　例　11

患者,男性,68岁,主诉:因"体检发现左肺阴影1月余"就诊。

临床诊断:左肺鳞癌cT1N2M0-ⅢA期。

术前基因突变检测:无基因突变。PD-1,PD-L1检测结果:未检测。

初次治疗前CT如图15.25所示。

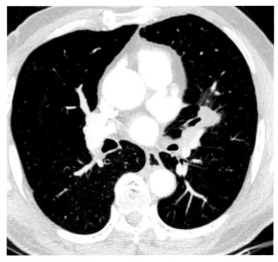

图15.25　初次治疗前CT

初次治疗前气管镜(如果有前后对比)如图15.26所示。

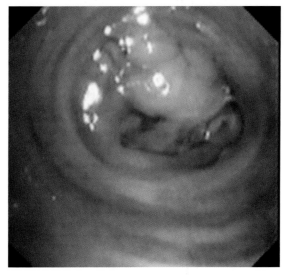

图15.26　初次治疗前气管镜

注:气管镜报告示左舌段口见新生物堵塞。

新辅助治疗经过:信迪利单抗200 mg＋卡铂600 mg＋培美曲塞0.86 g 2周期。

不良反应:未见。

治疗后CT如图15.27所示。

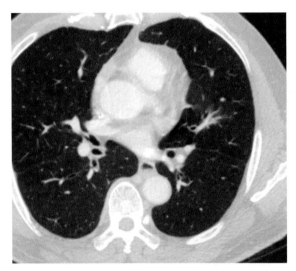

图15.27　治疗后CT

治疗后气管镜如图15.28所示。

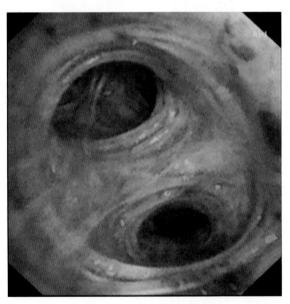

图15.28　治疗后气管镜

治疗后分期:T1N0M0-ⅠA。

手术方式:VATS左肺上叶切除术＋淋巴结清扫术。

术后病理,是否有MPR/pCR:病理完全缓解(pCR)。

术后最终病理:(左上叶)病灶大小1.2 cm×1.2 cm×1 cm。组织学类型:病灶内未见癌组织残留,间质纤维组织增生,淋巴细胞浸润,病灶旁淋巴结内见组织细胞、多核巨细胞、小灶肉芽肿及坏死,可符合新辅助治疗后改变。淋巴结转移情况:第4组(0/1);第5组(0/2);第6组(0/2);第7组(0/2);第11组(0/1);第13组(0/4)。

术后病理分期:T0N0M0-0期。

术后基因突变检测:未检测。

术后PD-L1检测:未检测。

术后辅助治疗:卡铂＋培美曲塞辅助化疗2周期。

术后随访:术后1年随访未见复发。

点评:此例患者治疗前病灶为大气道病灶,舌段支气管内可见新生物;新辅助化疗联合免疫治疗后,气管镜下,病灶完全消退,CT提示病灶缩小,术后病理证实pCR。

# 主要病理学缓解组(MPR组)

# 病　例　1

患者,男性,69岁,主诉:因"间断咳血1周"就诊。

临床诊断:右肺上叶非小细胞癌cT3N2M0-ⅢB期。

术前基因突变检测:无基因突变。PD-1,PD-L1检测结果:未检测。

初次治疗前CT如图15.29所示。

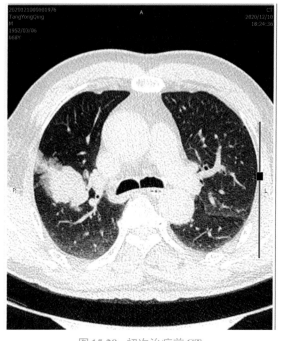

图15.29　初次治疗前CT

新辅助治疗经过:紫杉醇400 mg+卡铂500 mg+帕博利珠单抗200 mg 2周期。

不良反应:无明显不良反应。

治疗后分期:cT1cN2M0-ⅢA期。

备注:术后T分期按照IASLC肺癌新辅助病理评估建议,为瘤床大小乘以残留肿瘤百分比,下同。

治疗后CT如图15.30所示。

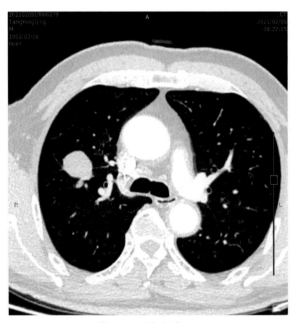

图15.30 治疗后CT

手术方式:VATS单孔右肺上叶切除术+淋巴结清扫术。

术后病理,是否有MPR/pCR:主要病理学缓解。

术后最终病理:病灶大小3 cm×3 cm×2 cm。组织学类型:考虑为差分化非小细胞癌。

病理评估:存活肿瘤百分比:5%;坏死百分比:85%;间质百分比(包括纤维化和炎症):10%。

胸膜浸润:未见。神经浸润:未见。脉管内癌栓:未见。切缘:未见癌累及。淋巴结未见累及。

术后病理分期:T1aN0M0-ⅠA1期。

术后基因突变检测:未检测。

术后PD-L1检测:PD-L1(-)。

术后辅助治疗:紫杉醇400 mg+卡铂400 mg+帕博利珠单抗200 mg 1周期。

术后随访:术后12个月未见复发征象。

# 病　例　2

患者,女性,44岁,主诉:因"咳嗽3月余"就诊。

临床诊断:右肺上叶腺癌cT4N2M0-ⅢB期。

术前基因突变检测:无基因突变。PD-1,PD-L1检测结果:PD-L1(22C3)(-),PD-L1(E1L3N)(-)。

初次治疗前CT如图15.31所示。

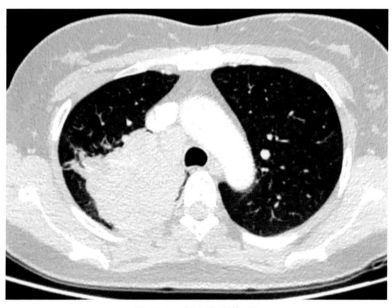

图15.31　初次治疗前CT

新辅助治疗经过:特瑞普利单抗240 mg+卡铂700 mg+培美曲塞850 mg 4周期。

不良反应:无明显不良反应。

治疗后分期:cT2aN2M0-ⅢA期。

治疗后CT如图15.32所示。

手术方式:VATS右肺上叶切除术+肺癌根治术+淋巴结清扫术。

术后病理,是否有MPR/pCR:主要病理学缓解。

术后最终病理:病灶大小3.6 cm×2.8 cm×2.5 cm。组织学类型:浸润性腺癌,低分化(Ⅲ级)(微乳头型50%,复杂腺体40%,腺管型10%)。病理评估:存活肿瘤百分比:约5%;坏死百分比:0%;间质百分比(包括纤维化和炎症):95%。病理缓解程度:主要病理学缓解(MPR)。胸膜浸润:未见。神经浸润:未见。脉管内癌栓:未见。切缘:未见癌累及。淋巴结转移情况:第2组(1/3);第4组(0/4);第7组(0/1);第10组(0/1);第11组(0/2)。

术后病理分期:T1aN2M0-ⅢA期。

术后基因突变检测:未检测。

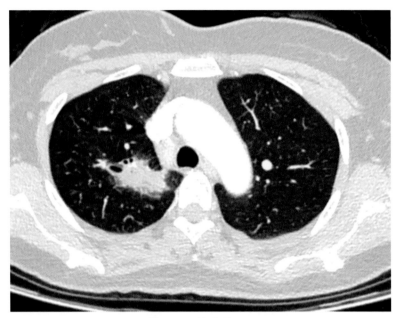

图 15.32 治疗后 CT

术后 PD-L1 检测:30%+。

术后辅助治疗:无。

术后随访:术后 12 个月未见复发征象。

点评:此例患者治疗前为不可手术病例;治疗后,病灶明显缩小,并予以微创手术切除,术后病理证实为 MPR。

# 病 例 3

患者,男性,65 岁,主诉:因"体检发现右肺上叶肿块 10 天"就诊。

临床诊断:右肺鳞癌 cT3N0M0-ⅡB 期。

术前基因突变检测:未检测。PD-1,PD-L1 检测结果:未检测。

初次治疗前 CT 如图 15.33 所示。

新辅助治疗经过:卡瑞利珠单抗 200 mg+紫杉醇脂质体 231 mg+卡铂 588 mg 2 周期。

不良反应:未见。

治疗后 CT 如图 15.34 所示。

治疗后分期:T1cN0M0-ⅠA 期。

手术方式:VATS 右肺上叶切除+系统性淋巴结清扫。

术后病理,是否有 MPR/pCR:MPR。

术后最终病理:病灶大小 4.2 cm×3 cm×1.5 cm。组织学类型:(右上叶)见少量鳞癌成分(约 2%)质纤维组织增生伴大量淋巴-浆细胞浸润、淋巴滤泡形成、胆固醇结晶沉积及反应性肉芽肿形成,及泡沫样组织细胞聚集。病理评估:存活肿瘤百分比:2%;坏死百分比:0%;

间质百分比(包括纤维化和炎症):98％。胸膜浸润:未见。神经浸润:未见。脉管内癌栓:
未见。切缘:未见癌累及。淋巴结转移情况:第2组(0/3);第4组(0/4);第7组(0/4);第10组
(0/1);第11组(0/2);第12组(0/2);第13组(0/1);淋巴结未见转移。

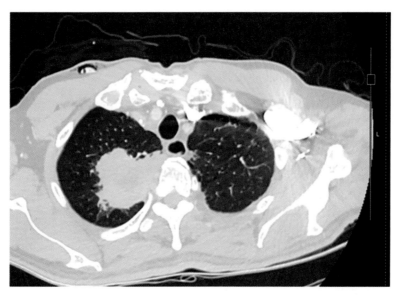

图15.33　初次治疗前CT

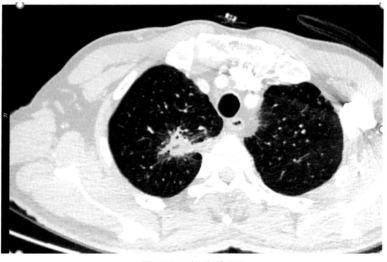

图15.34　治疗后CT

术后病理分期:T1aN0M0-ⅠA期。

术后基因突变检测:未检测。

术后PD-L1检测:PD-L1(E1L3N)(70％＋,＞50％)。

术后辅助治疗:未行辅助治疗。

术后随访:术后1年随访未见复发。

点评:此例患者治疗前为可疑侵犯胸壁;治疗后,病灶明显缩小,予以微创手术切除,术

后病理证实MPR。

# 病　例　4

患者,男性,70岁,主诉:因"胸痛2月余"就诊。

临床诊断:左肺鳞癌cT4N2M0-ⅢB期。

术前基因突变检测:未检测。PD-1,PD-L1检测结果:PD-L1(E1L3N)(20%+,1-49%),PD-L1(22C3)(3%+,1-49%)。

初次治疗前CT如图15.35所示。

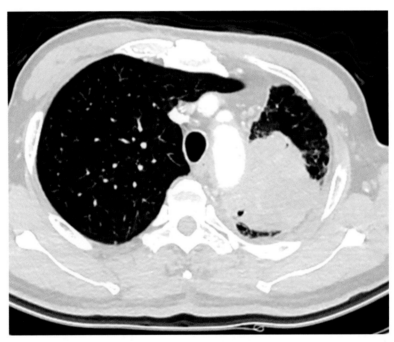

图15.35　初次治疗前CT

新辅助治疗经过:白蛋白紫杉醇400 mg＋卡铂690 mg＋帕博利珠单抗200 mg 2周期。

不良反应:无。

治疗后CT如图15.36所示。

治疗后分期:T1N0M0-ⅠA期。

手术方式:VATS左肺上叶切除＋肺动脉侧壁成形术＋淋巴结清扫术。

术后病理,是否有MPR/pCR:MPR。

术后最终病理:病灶大小35 mm×31 mm×30 mm。组织学类型:鳞癌(角化型)。病理评估:存活肿瘤细胞占1%;坏死占比5%;间质百分比(包括纤维化和炎症)占比94%。胸膜浸润:未见。神经浸润:未见。脉管内癌栓:未见。切缘:未见癌累及。淋巴结转移情况:第5组(0/2);第6组(0/1);第7组(0/1);第10组(0/1);第11组(0/1);第14组(0/4)。

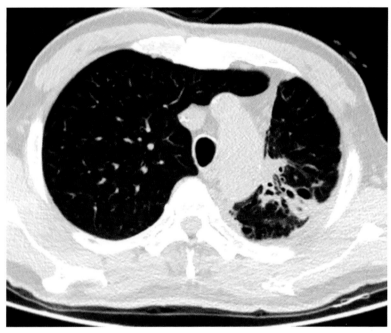

图 15.36　治疗后 CT

术后病理分期:T1N0M0-ⅠA 期。

术后基因突变检测:未检测。

术后 PD-L1 检测:未检测。

术后辅助治疗:白蛋白紫杉醇 200 mg＋卡铂 690 mg＋帕博利珠单抗 200 mg 辅助治疗 2 周期。

术后随访:随访至术后 8 个月未见复发。

点评:此例患者治疗前为不可切除病灶;新辅助治疗后,病灶明显缩小,予以微创手术切除,术后病理证实为 MPR。

# 病　例　5

患者,男性,57 岁,主诉:因"体检发现肺部阴影 10 余天"就诊。

临床诊断:右肺鳞癌 cT3N0M0-ⅡB 期。

术前基因突变检测:未检测。PD-1,PD-L1 检测结果:未检测。

初次治疗前 CT 如图 15.37 所示。

新辅助治疗经过:特瑞普利单抗 200 mg＋吉西他滨 1.78 g＋卡铂 666 mg 3 周期。

不良反应:皮肤瘙痒Ⅰ度,中性粒细胞计数降低Ⅱ级。

治疗后 CT 如图 15.38 所示。

治疗后分期:T1N0M0-ⅠA 期。

手术方式:VATS 右肺上叶切除术＋淋巴结清扫术。

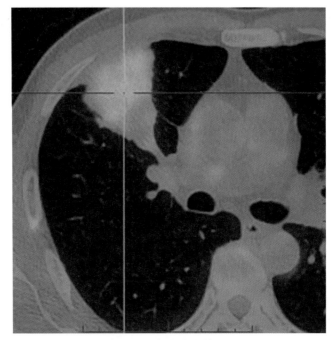

图15.37 初次治疗前CT

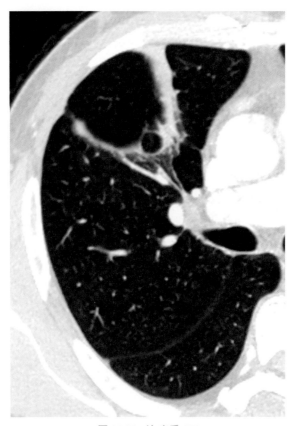

图15.38 治疗后CT

144

术后病理,是否有MPR/pCR:MPR。

术后最终病理:病灶大小1 cm×1 cm×0.5 cm。组织学类型:病灶内见少量鳞癌残留(约1%,镜下直径约为4 mm)伴间质纤维组织增生及少量淋巴细胞浸润。病理评估:存活肿瘤百分比:1%;坏死百分比:0%;间质百分比(包括纤维化和炎症):99%。胸膜浸润:未见。神经浸润:未见。脉管内癌栓:未见。切缘:未见癌累及。淋巴结转移情况:第2组(0/2);第4组(0/1);第7组(0/2);第10组(0/3);第11组(0/3);第13组(0/1)。

术后病理分期:T1aN0M0-ⅠA期。

术后基因突变检测:未检测。

术后PD-L1检测:PD-L1(E1L3N)(−)。

术后辅助治疗:吉西他滨1.78 g d1,d8+卡铂691 mg辅助化疗4周期。

术后随访:术后半年随访未见复发。

点评:此例患者治疗前为可手术患者;新辅助治疗后,病灶明显缩小,手术采用微创手术切除,术后病理证实为MPR。

# 病 例 6

患者,男性,61岁,主诉:因"自觉夜间发热3月"就诊。

临床诊断:右肺鳞癌cT2N2M0-ⅢA期。

术前基因突变检测:未检测。PD-1,PD-L1检测结果:未检测。

初次治疗前CT如图15.39所示。

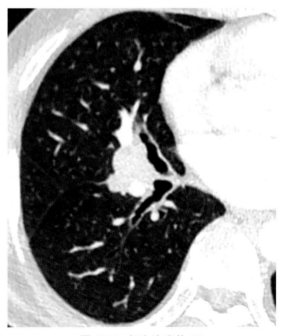

图15.39　初次治疗前CT

新辅助治疗经过:白蛋白紫杉醇400 mg＋奈达铂53 mg＋纳武单抗200 mg 3周期。

不良反应:未见。

治疗后CT如图15.40所示。

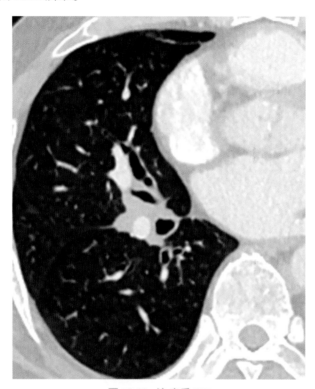

图15.40　治疗后CT

治疗后分期:T1N2M0-ⅢA期。

手术方式:VATS右中下叶切除术＋淋巴结清扫术。

术后病理,是否有MPR/pCR:MPR。

术后最终病理:病灶大小2.5 cm×1.5 cm×1.5 cm。组织学类型:未见肿瘤残留。病理评估:存活肿瘤百分比:0％;坏死百分比:0％;间质百分比(包括纤维化和炎症):100％。胸膜浸润:未见。神经浸润:未见。脉管内癌栓:未见。切缘:未见癌。淋巴结转移情况:第2组(2/2);第4组(3/5);第7组(0/6);第8组(0/1);第9组(0/1);第10组(1/2);第11组(0/1);第13组(0/8);第2组、第4组、第10组淋巴结内见鳞癌残留。

术后病理分期:T0N2M0-ⅢA期。

术后基因突变检测:未检测。

术后PD-L1检测:PD-L1(22C3)(70％,＞50％)。

术后辅助治疗:白蛋白紫杉醇400 mg＋卡铂400 mg辅助化疗3周期。

术后随访:术后9个月随访未见复发。

点评:此例患者治疗前,病灶位于右肺中叶与右肺下叶之间,侵犯包裹右肺动脉下干;新辅助治疗后,病灶明显缩小,降低了手术难度,行微创右肺中下叶切除,术后病理证实MPR。

# 病 例 7

患者,男性,54岁,主诉:因"咯血1月"就诊。

临床诊断:左肺鳞癌cT4N2M0-ⅢB期。

术前基因突变检测:无。PD-1,PD-L1检测结果:PD-L1(22C3)(20%＋,1-49%),PD-L1(E1L3N)(2%＋,1-49%)。

初次治疗前CT如图15.41所示。

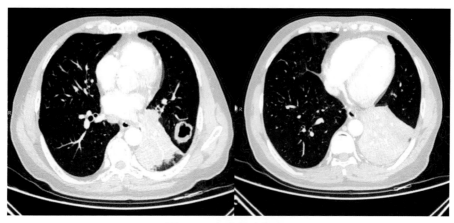

**图15.41 初次治疗前CT**

初次治疗前气管镜(如果有前后对比)如图15.42所示。

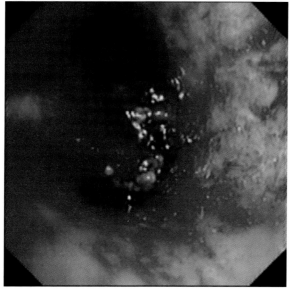

图15.42 初次治疗前气管镜

注:气管镜报告示左下叶开口、左上舌段见新生物阻塞管腔。

新辅助治疗经过:特瑞普利单抗200 mg＋白蛋白紫杉醇473 mg＋卡铂686 mg 3周期。

不良反应:肝功能不全Ⅰ级。

治疗后CT如图15.43所示。

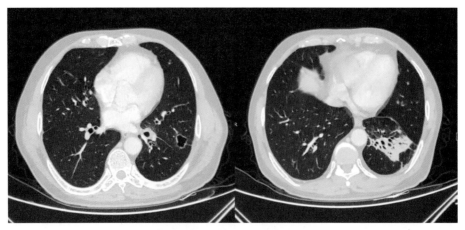

图15.43　治疗后CT

治疗后气管镜(如果有前后对比)如图15.44所示。

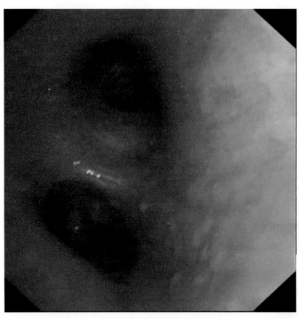

图15.44　治疗后气管镜

治疗后分期:T4N2M0-ⅢB期。

手术方式:左肺下叶切除术＋左肺上叶楔形切除术＋淋巴结清扫术。

术后病理,是否有MPR/pCR:MPR。

术后最终病理:(左上叶部分肺)病灶大小16 mm×13 mm×11 mm。组织学类型:鳞癌(角化型)。病理评估:存活肿瘤百分比:5%;坏死百分比:0%;间质百分比(包括纤维化和炎症):95%。胸膜浸润:未见。神经浸润:未见。脉管内癌栓:未见。切缘:未见癌累及。

(左下叶)病灶大小 10 mm×10 mm×5 mm。组织学类型:鳞状上皮重度异型增生,癌变为原位鳞癌,病灶直径约为 4 mm。病理评估:存活肿瘤百分比:1%;坏死百分比:0%;间质百分比(包括纤维化和炎症):99%。胸膜浸润:未见。神经浸润:未见。脉管内癌栓:未见。切缘:未见癌累及。淋巴结转移情况:第 5 组(0/1);第 6 组(0/1);第 7 组(0/2);第 9 组(0/1);第 10 组(0/1);第 13 组(0/1)。淋巴结未见转移。

术后病理分期:T4N0M0-ⅢA 期。

术后基因突变检测:未见基因突变。

术后 PD-L1 检测:PD-L1(E1L3N)(一)。

术后辅助治疗:白蛋白紫杉醇 466 mg+卡铂 633 mg 辅助化疗 2 周期。

术后随访:术后随访 6 个月未见复发。

点评:此例患者治疗前,左肺下叶为不可切除病灶;新辅助治疗后,病灶明显缩小,由不可切除转变为可切除病灶,左下叶气管镜下病灶也明显吸收,遂予以手术切除,手术后,病理证实为 MPR。

# 病 例 8

患者,男性,74 岁,主诉:因"体检发现肺部阴影半年余"就诊。

临床诊断:右肺鳞癌 cT1N2M0-ⅢA 期。

术前基因突变检测:KRAS 突变。PD-1,PD-L1 检测结果:未检测。

初次治疗前 CT 如图 15.45 所示。

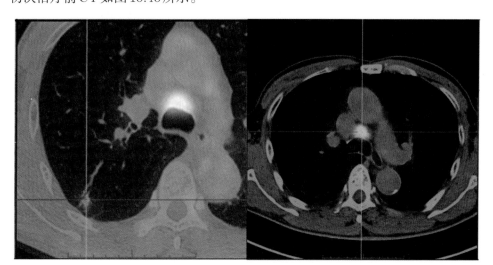

图 15.45 初次治疗前 CT

新辅助治疗经过:卡瑞利珠单抗 200 mg+紫杉醇脂质体 247 mg+卡铂 515 mg 2 周期。

不良反应:谷丙转氨酶升高Ⅰ级,血小板计数降低Ⅰ级。

治疗后CT如图15.46所示。

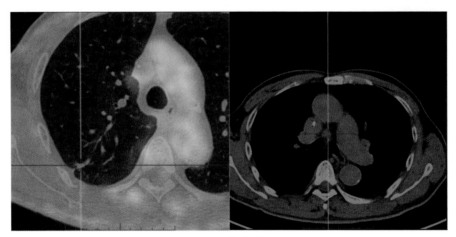

图15.46　治疗后CT

治疗后分期:T1N2M0-ⅢA期。

手术方式:VATS右肺上叶切除术＋淋巴结清扫术。

术后病理,是否有MPR/pCR:MPR。

术后最终病理:病灶直径15 mm。组织学类型:病灶内未见肿瘤残留。病理评估:坏死百分比:0%;间质百分比(包括纤维化和炎症):100%。胸膜浸润:未见。神经浸润:未见。脉管内癌栓:未见。切缘:未见癌累及。淋巴结转移情况:第2组(0/1);第4组(0/1);第7组(0/1);第8组(0/1);第10组(0/3);第11组(0/3);第13组(1/2);第13组淋巴结见腺癌转移(直径3 mm),肿瘤残留100%,未见新辅助治疗反应及坏死。

术后病理分期:T0N1M0-ⅡB期。

术后基因突变检测:未检测。

术后PD-L1检测:未检测。

术后辅助治疗:紫杉醇脂质体0.9 g＋卡铂526 mg辅助化疗2周期。

术后随访:术后8个月随访未见肿瘤复发。

点评:此例患者治疗前为N2淋巴结转移;治疗后,患者纵隔淋巴结降期,N2淋巴结转为阴性,予以微创手术切除,术后病理证实为MPR。此类患者还存在争议,肺内病灶是评估为阴性,但有第13组淋巴结阳性,归类为MPR。

# 病　例　9

患者,男性,54岁,主诉:因"反复咯血3月,复发1周"就诊。

临床诊断:左肺非小细胞肺癌cT2aN2M0-ⅢA期。

术前基因突变检测:无基因突变。PD-1,PD-L1检测结果:未检测。

初次治疗前CT如图15.47所示。

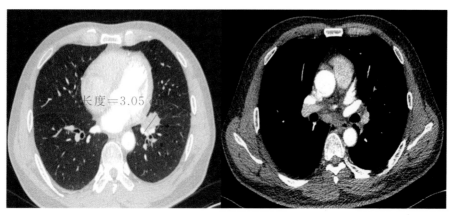

图15.47 初次治疗前CT

新辅助治疗经过:白蛋白紫杉醇500 mg＋卡铂550 mg＋帕博利珠单抗200 mg 2周期。

不良反应:肝肾功能损伤,血小板计数偏低,Ⅱ度骨髓抑制。

治疗后CT如图15.48所示。

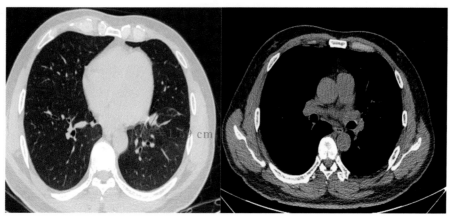

图15.48 治疗后CT

治疗后分期:T1N0M0-ⅠA期。

手术方式:VATS左肺下叶切除术＋淋巴结清扫术。

术后病理,是否有MPR/pCR:MPR。

术后最终病理:病灶大小2.4 cm×1.5 cm×1 cm。组织学类型:腺癌。病理评估:存活肿瘤百分比:1%;坏死百分比:40;间质百分比(包括纤维化和炎症):59%。胸膜浸润:未见。神经浸润:未见。脉管内癌栓:未见。切缘:未见癌。淋巴结转移情况:第5组(0/2);第6组(0/1);第7组(1/1);第8组(0/1);第13组(0/4);

术后病理分期:T1N2M0-ⅢA期。

术后基因突变检测:未检测。

术后PD-L1检测:未检测。

术后辅助治疗:术后白蛋白紫杉醇500 mg＋卡铂400 mg＋帕博利珠单抗200 mg辅助治疗2周期。

151

术后随访:术后半年肺转移,予以帕博利珠单抗200 mg治疗,SD至今。

# 病 例 10

患者,男性,77岁,主诉:因"咳嗽、咳痰3月余"就诊。

临床诊断:左肺低分化非小细胞肺癌cT2N2M0-ⅢA期。

术前基因突变检测:无基因突变。PD-1,PD-L1检测结果:未检测。

初次治疗前CT如图15.49所示。

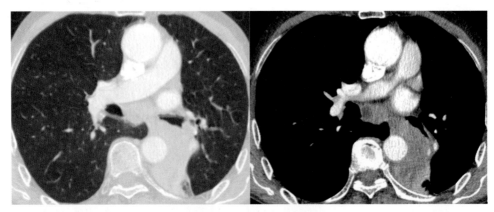

图15.49 初次治疗前CT

初次治疗前气管镜如图15.50所示。

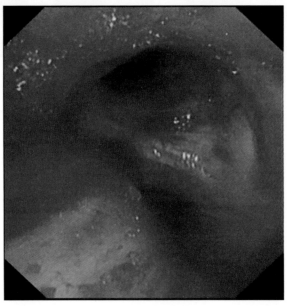

图15.50 初次治疗前气管镜

注:气管镜报告示左上叶管腔通畅,黏膜水肿,左下叶管腔不能明示。

新辅助治疗经过:信迪利单抗200 mg＋培美曲塞0.74 g＋卡铂280 mg 2周期。

不良反应:肝功能不全Ⅲ级,吞咽困难Ⅰ度。

治疗后CT如图15.51所示。

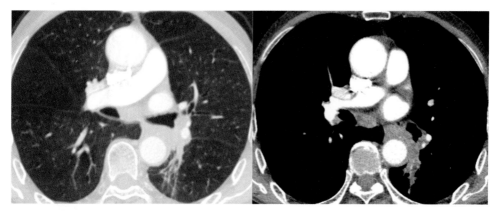

图15.51　治疗后CT

治疗后气管镜如图15.52所示。

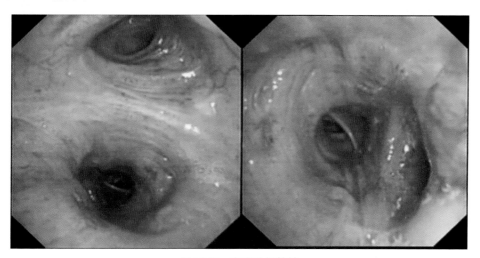

图15.52　治疗后气管镜

治疗后分期:T1N0M0-ⅠA期。

手术方式:VATS左肺下叶切除术＋淋巴结清扫术。

术后病理,是否有MPR/pCR:MPR。

术后最终病理:病灶大小3 cm×2 cm×2 cm。见1‰鳞癌残留(MPR)。胸膜浸润:未见。神经浸润:未见。脉管内癌栓:未见。切缘:未见癌。淋巴结转移情况:第5组(0/1);第7组(0/3);第9组(0/1);第10组(0/3);第11组(0/1);第13组(1/2)。第13组淋巴结见癌转移。

术后病理分期:T1N1M0-ⅡB期。

术后基因突变检测:未检测。

术后PD-L1检测:PD-L1(E1L3N)(－)。

术后辅助治疗：培美曲塞0.74 g＋卡铂280 mg辅助化疗2周期。

术后随访：术后8个月随访未见复发。

点评：此例患者治疗前为不可切除病灶；新辅助治疗后，CT上提示病灶明显缩小，气管镜下病灶消失，术后病理证实为MPR，此例患者病灶本身残存1％的肿瘤组织，淋巴结有阳性。

# 非主要病理学缓解组(非MPR组)

# 病　例　1

患者，男性，63岁，主诉：因"咯血20天"就诊。

临床诊断：右肺下叶鳞癌cT4N1M0-ⅢA期。

术前基因突变检测：未检测。PD-1，PD-L1检测结果：未检测。

初次治疗前CT如图15.53所示。

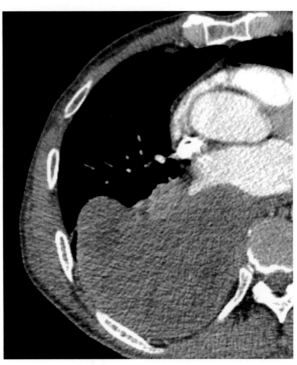

图15.53　初次治疗前CT

新辅助治疗经过：帕博利珠单抗200 mg＋紫杉醇400 mg＋卡铂580 mg 2周期。

不良反应：无明显不良反应。

治疗后CT如图15.54所示。

治疗后分期：cT4N1M0-ⅢA期。

手术方式：右肺中下叶切除＋淋巴结清扫术。

术后病理，是否有MPR/pCR：未出现MPR。

术后最终病理：（右中下叶）病灶大小11 cm×9 cm×8 cm。见少量肿瘤细胞残留（约20％），伴大量坏死，见较多层状角化及少量多核巨细胞、淋巴细胞浸润，另见胆固醇结晶，符合新辅助治疗后改变。13站淋巴结见累及（1/3）。

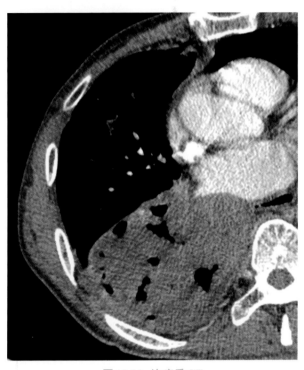

图15.54 治疗后CT

术后病理分期：T1cN1M0-ⅡB期。

术后基因突变检测：未检测。

术后PD-L1检测：未检测。

术后辅助治疗：帕博利珠单抗200 mg＋紫杉醇400 mg＋卡铂580 mg 2周期。

术后随访：术后5个月未见复发征象。

点评：此例患者治疗前为不可切除病灶；新辅助治疗后，病灶有缩小，遂予以右肺中下叶切除。

# 病 例 2

患者，男性，74岁，主诉：因"体检发现右肺阴影"就诊。

临床诊断：右肺下叶鳞癌cT1cN1M0-ⅡB期。

术前基因突变检测:未检测。PD-1,PD-L1检测结果:未检测。

初次治疗前CT如图15.55所示。

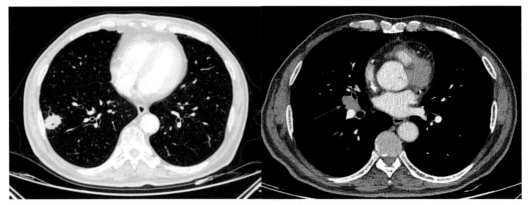

图15.55 初次治疗前CT

新辅助治疗经过:卡瑞利珠单抗200 mg+卡铂485 mg+吉西他滨1840 mg 4周期。

不良反应:中性粒细胞减少症。

治疗后CT如图15.56所示。

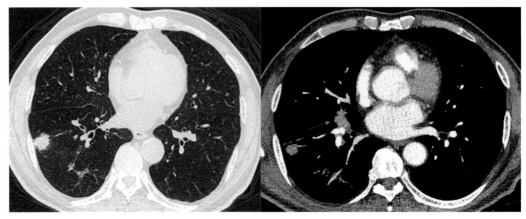

图15.56 治疗后CT

治疗后分期:cT1N1M0-ⅡB期。

手术方式:VATS右肺中下叶切除术+淋巴结清扫术。

术后病理,是否有MPR/pCR:未出现MPR。

术后最终病理:病灶大小2.8 cm×2.5 cm×1 cm。组织学类型:鳞癌(非角化型),另见炎性实变伴机化。组织学分化:中分化。炎症等级:轻度。病理评估:存活肿瘤百分比:90%;坏死百分比:0%;间质百分比(包括纤维化和炎症):10%。胸膜浸润:未见。神经浸润:未见。脉管内癌栓:未见。切缘:未见癌累及。淋巴结转移情况:第2组(0/2);第4组(0/2);第7组(0/5);第10组(0/6);第11组(0/1);第13组(3/5)。

术后病理分期:T1cN1M0-ⅡB期。

术后基因突变检测:未检测。

术后PD-L1检测：PD-L1(－)。

术后辅助治疗：卡铂485 mg＋吉西他滨1840 mg 4周期。

术后随访：术后4个月未见复发征象。

# 病 例 3

患者，女性，64岁，主诉：因"胸闷气促1月余"就诊。

临床诊断：右肺下叶鳞癌cT3N0M0-ⅡB期。

术前基因突变检测：未检测。PD-1，PD-L1检测结果：未检测。

初次治疗前CT如图15.57所示。

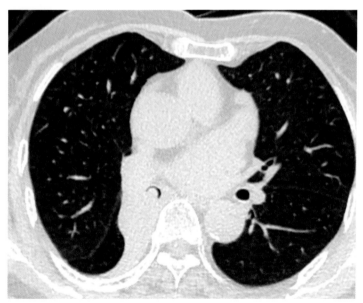

图15.57　初次治疗前CT

初次治疗前气管镜如图15.58所示。

新辅助治疗经过：紫杉醇280 mg＋卡铂587.7 mg＋替雷利珠单抗200 mg 3周期。

不良反应：无明显不良反应。

治疗后分期：cT1bN0M0-ⅠA2期。

治疗后CT如图15.59所示。

治疗后气管镜如图15.60所示。

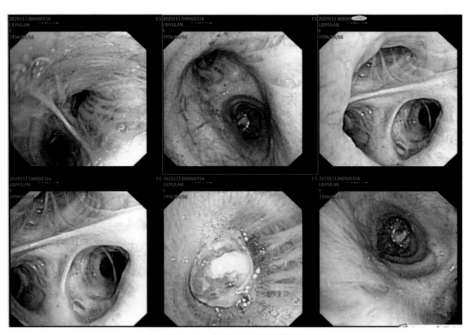

图 15.58　初次治疗前气管镜

注：气管镜报告示中间支气管下段见新生物。

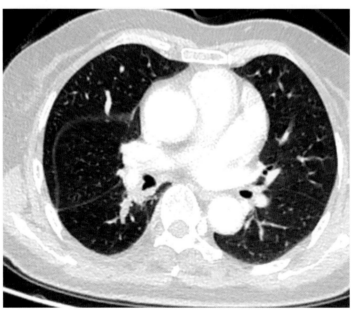

图 15.59　治疗后 CT

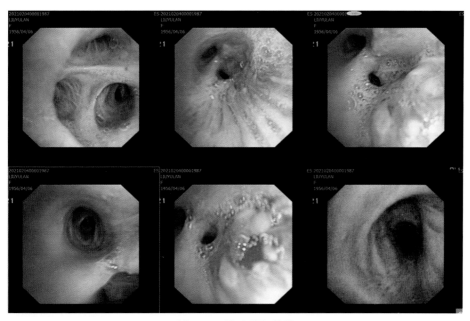

**图 15.60 治疗后气管镜**

注:气管镜报告示右下叶开口见新生物,所致背段管腔堵塞、基底段狭窄,荧光下呈品红色、病灶累及右中下叶间嵴。

手术方式:VATS辅助右肺中下叶切除术+淋巴结清扫术。

术后病理,是否有 MPR/pCR:未出现 MPR。

术后最终病理:病灶大小:1.5 cm×1 cm×1 cm。组织学类型:(右中下叶)鳞癌(非角化型)。组织学分化:中分化。炎症等级:中度。病理评估:存活肿瘤百分比:40%;坏死百分比:0%;间质百分比(包括纤维化和炎症):60%。胸膜浸润:未见。神经浸润:未见。脉管内癌栓:未见。切缘:未见癌累及。淋巴结未见转移。

术后病理分期:T1bN0M0-ⅠB期。

术后基因突变检测:未检测。

术后 PD-L1 检测:40%+。

术后辅助治疗:替雷利珠单抗 400 mg 8周期。

术后随访:术后12个月未见复发征象。

点评:此例患者治疗前右肺支气管内见新生物堵塞;新辅助治疗后,病灶明显缩小,肺不张明显改善,予以手术切除右肺中下叶。

# 病 例 4

患者,男性,59岁,主诉:因"发现右肺异影1月余"就诊。

临床诊断:右肺上叶腺癌 cT3N2M0-ⅢB期。

术前基因突变检测:KRAS突变。PD-1,PD-L1检测结果:未检测。

初次治疗前CT如图15.61所示。

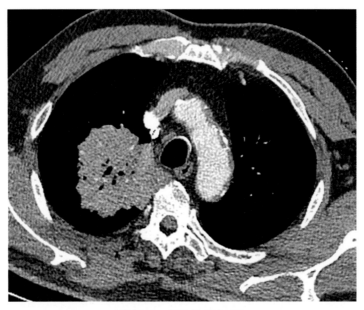

图 15.61　初次治疗前 CT

新辅助治疗经过：卡瑞利珠单抗 200 mg＋培美曲塞 980 mg＋卡铂 548 mg 2 周期。

不良反应：无明显不良反应。

治疗后分期：cT2aN2M0-ⅢA 期。

治疗后 CT 如图 15.62 所示。

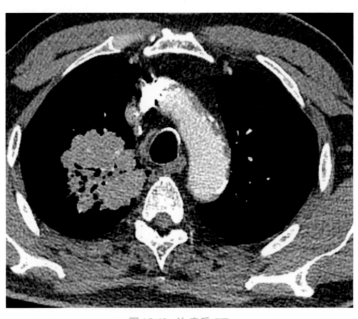

图 15.62　治疗后 CT

手术方式：右肺上叶袖式切除术＋淋巴结清扫术。

术后病理，是否有 MPR/pCR：未出现 MPR。

术后最终病理:病灶大小9 cm×8 cm×5.5 cm。组织学类型:瘤床内见浸润性腺癌残留,低分化,Ⅲ级(乳头型75%,微乳头型20%,腺管型5%),含少量胶样癌成分,间质可见纤维组织增生、泡沫细胞及胆固醇结晶沉积,伴大量淋巴细胞浸润,符合新辅助治疗后反应。病理评估:存活肿瘤百分比:65%。坏死百分比:5%。间质百分比(包括纤维化和炎症):30%。胸膜浸润:未见。神经浸润:未见。脉管内癌栓:未见。切缘:未见癌累及。淋巴结转移情况:第2组(1/8);第4组(0/4);第7组(0/3);第10组(0/3);第11组(0/2);第13组(0/3)。

术后病理分期:T3N2M0-ⅢB期。

术后基因突变检测:无基因突变。

术后PD-L1检测:PD-L1(一)。

术后辅助治疗:无。

术后随访:术后11个月未见复发征象。

点评:此例患者治疗前为不可切除病灶;治疗后,病灶明显缩小,予以右肺上叶袖式切除术。

# 病　例　5

患者,男性,67岁,主诉:因"咳嗽、咳痰1月余"就诊。

临床诊断:右肺下叶鳞癌cT2bN2M0-ⅢA期。

术前基因突变检测:无基因突变。PD-1,PD-L1检测结果:未检测。

初次治疗前CT如图15.63所示。

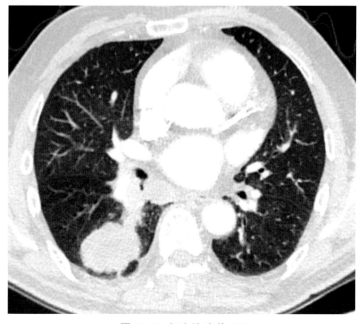

图15.63　初次治疗前CT

新辅助治疗经过:卡瑞利珠单抗200 mg+紫杉醇235 mg+卡铂496 mg 2周期。

不良反应:未见。

治疗后分期:cT2bN2M0-ⅢA期。

治疗后CT如图15.64所示。

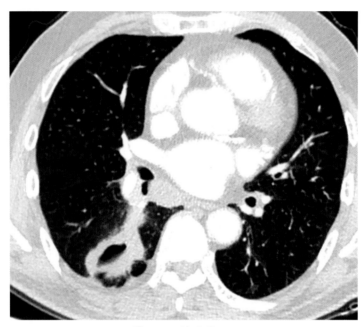

图15.64 治疗后CT

手术方式:VATS辅助右肺下叶切除术+淋巴结清扫术。

术后病理,是否有MPR/pCR:未出现MPR。

术后最终病理:病灶大小4.2 cm×3 cm×2 cm。组织学类型:鳞癌(基底细胞型),肿瘤残留约60%,病灶内见坏死,纤维组织增生伴淋巴细胞浸润,多核巨细胞反应,泡沫细胞聚集及胆固醇裂隙沉积,结合病史,符合新辅助治疗后反应。病理评估:存活肿瘤百分比:60%;坏死百分比:10%;间质百分比(包括纤维化和炎症):30%。胸膜浸润:未见。神经浸润:未见。脉管内癌栓:未见。切缘:未见癌累及。淋巴结转移情况:第2组(0/1);第4组(0/6);第7组(1/1);第9组(0/3);第10组(0/5);第11组(0/1);第13组(0/5)。

术后病理分期:T1cN2M0-ⅢA期。

术后基因突变检测:BRAF、KRAS、EML4-ALK、ROS1、EGFR均未见突变。

术后PD-L1检测:PD-L1(-)。

术后辅助治疗:卡瑞利珠单抗200 mg+紫杉醇228 mg+卡铂487 mg 2周期。

术后随访:术后8个月未见复发征象。

# 病 例 6

患者,女性,52岁,主诉:因"咳嗽1月半"就诊。

临床诊断:左肺下叶梭形细胞癌cT4N2M0-ⅢB期。

术前基因突变检测:无基因突变。PD-1,PD-L1检测结果:未检测。

初次治疗前CT如图15.65所示。

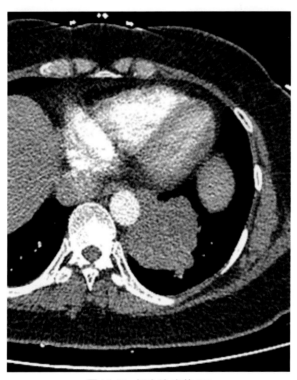

图15.65 初次治疗前CT

新辅助治疗经过:卡瑞利珠单抗200 mg＋紫杉醇458 mg＋卡铂570 mg 3周期。

不良反应:无明显不良反应。

治疗后分期:cT2aN2M0-ⅢA期。

治疗后CT如图15.66所示。

手术方式:左肺下叶切除术＋部分膈肌切除修补术＋淋巴结清扫术。

术后病理,是否有MPR/pCR:未出现MPR。

术后最终病理:病灶大小4.3 cm×2.5 cm×2 cm。组织学类型:(左下叶)肉瘤样癌。(胸膜结节)胶原结节。病理评估:存活肿瘤百分比:40%。坏死百分比:10%。间质百分比(包括纤维化和炎症):50%。胸膜浸润:见癌侵犯壁层胸膜(PL3)。神经浸润:未见。脉管内癌栓:未见。切缘:未见癌累及。淋巴结转移情况:第7组(0/2);第8组(1/1);第9组(0/1);第10组(0/2);第11组(0/2);第13组(0/5)。

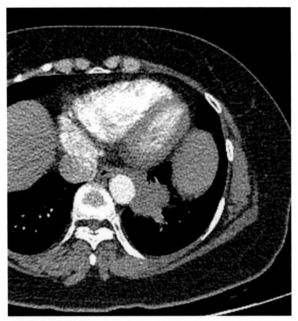

图15.66　治疗后CT

术后病理分期:T3N2M0-ⅢB期。

术后基因突变检测:BRAF、KRAS、EML4-ALK、ROS1、EGFR均未见突变。

术后PD-L1检测:未检测。

术后辅助治疗:紫杉醇468 mg+卡铂593 mg 1周期。

术后随访:术后8个月未见复发征象。

点评:此例患者治疗前为不可手术病灶;新辅助治疗后,病灶明显缩小,予以手术切除。

# 病　例　7

患者,男性,67岁,主诉:因"体检发现右肺阴影数天"就诊。

临床诊断:右肺下叶恶性肿瘤cT3N1M0-ⅢA期。

术前基因突变检测:未检测。PD-1,PD-L1检测结果:未检测。

初次治疗前CT如图15.67所示。

新辅助治疗经过:特瑞普利单抗200 mg+紫杉醇379 mg+卡铂452 mg 3周期。

不良反应:未见。

治疗后分期:cT2aN1M0-ⅡB期。

治疗后CT如图15.68所示。

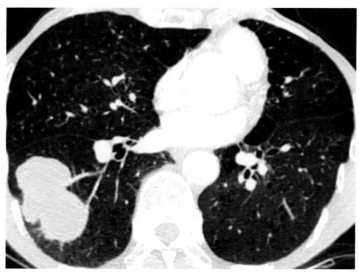

图15.67　初次治疗前CT

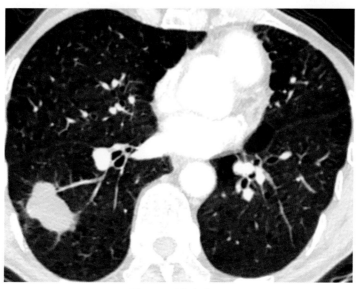

图15.68　治疗后CT

手术方式:VATS辅助右肺下叶切除术＋淋巴结清扫术。

术后病理,是否有MPR/pCR:未达到MPR。

术后最终病理:病灶大小3.8 cm×2.5 cm×2.5 cm。组织学类型:高度恶性的肿瘤,免疫组化示有SMARCA4缺失,伴坏死及纤维组织增生,淋巴细胞浸润,多核巨及泡沫样组织细胞聚集,另见少量胆固醇结晶,符合新辅助治疗后反应。病理评估:存活肿瘤百分比:40%;坏死百分比:50%;间质百分比(包括纤维化和炎症):10%。胸膜浸润:未见。神经浸润:未见。脉管内癌栓:未见。切缘:未见癌累及。淋巴结未见累及。

术后病理分期:T1bN0M0-ⅠA2期。

术后基因突变检测:BRAF、KRAS、EML4-ALK、ROS1、EGFR均未见突变。

术后PD-L1检测:未检测。

术后辅助治疗:紫杉醇379 mg＋卡铂392 mg 1周期。

术后随访:术后9个月未见复发征象。

# 病 例 8

患者,男性,53岁,主诉:因"体检发现右肺结节5月"就诊。

临床诊断:右肺上叶非小细胞肺癌cT2N1M0-ⅡB期。

术前基因突变检测:无基因突变。PD-1,PD-L1检测结果:未检测。

初次治疗前CT如图15.69所示。

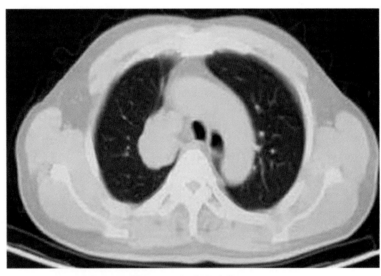

图15.69 初次治疗前CT

新辅助治疗经过:帕博利珠单抗100 mg＋紫杉醇400 mg＋卡铂400 mg 3周期。

不良反应:无明显不良反应。

治疗后分期:cT1aN1M0-ⅡB期。

治疗后CT如图15.70所示。

手术方式:右肺上叶支气管袖状切除术＋淋巴结清扫术。

术后病理,是否有MPR/pCR:未出现MPR。

术后最终病理:病灶大小1.5 cm×0.8 cm×0.4 cm。组织学类型:鳞癌(非角化型),病灶内肿瘤残留约5%,另见坏死及淋巴细胞浸润,反应性多核巨细胞,肿瘤旁淋巴结(3/5)见癌累及。(注:10、11、13组及肿瘤旁淋巴结内转移性癌细胞100%存活,未见新辅助治疗反应。)

病理评估:存活肿瘤百分比:病灶内肿瘤残留5%;淋巴结内转移性癌细胞100%存活;坏死百分比:病灶内坏死10%;间质百分比(包括纤维化和炎症):病灶内间质85%。胸膜浸润:未见。神经浸润:未见。脉管内癌栓:未见。切缘:未见癌累及。淋巴结转移情况:第4组

(0/3);第7组(0/3);第9组(0/2);第10组(1/1);第11组(1/1);第13组(1/1)。

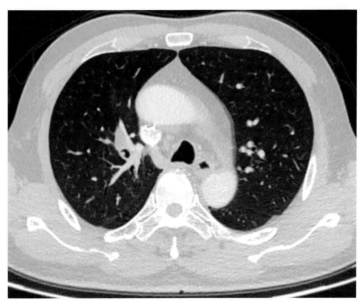

图15.70　治疗后CT

术后病理分期:T1aN1M0-ⅡB期。

术后基因突变检测:BRAF、KRAS、EML4-ALK、ROS1、EGFR均未见突变。

术后PD-L1检测:PD-L1(-)。

术后辅助治疗:无。

术后随访:术后10个月未见复发征象。

点评:此例患者治疗前为不可切除病灶;治疗后,病灶明显缩小,予以右肺上叶支气管袖状切除术。

# 病　例　9

患者,男性,56岁,主诉:因"体检发现右肺占位1周"就诊。

临床诊断:右肺腺癌 cT3N2M0-ⅢB期。

术前基因突变检测:无基因突变。PD-1,PD-L1检测结果:未检测。

初次治疗前CT如图15.71所示。

新辅助治疗经过:帕博利珠单抗200 mg+培美曲塞920 mg+卡铂650 mg 2周期。

不良反应:无明显不良反应。

治疗后分期:cT2aN2M0-ⅢA期。

治疗后CT如图15.72所示。

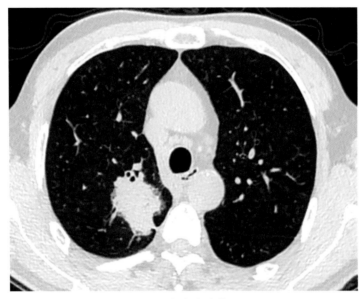

图15.71 初次治疗前CT

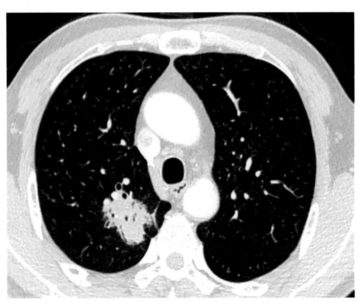

图15.72 治疗后CT

手术方式:VATS右肺上叶切除术+淋巴结清扫术。

术后病理,是否有MPR/pCR:未出现MPR。

术后最终病理:病灶大小5 cm×4 cm×3 cm。组织学类型:(右上叶)浸润性腺癌,低分化(Ⅲ级)(腺管型50%,复杂腺体30%,微乳头型20%)。病理评估:存活肿瘤百分比:60%;坏死百分比:30%;间质百分比(包括纤维化和炎症):10%。胸膜浸润:未见。神经浸润:未见。脉管内癌栓:见癌栓。切缘:未见癌。淋巴结转移情况:第2组(1/1);第4组(0/3);第7组(1/1);第8组(0/1);第10组(1/1);第11组(1/3);第13组(0/3)。

术后病理分期:T1cN2M0-ⅢA期。

术后基因突变检测:EGFR(G719X点)突变。BRAF、KRAS、EML4-ALK、ROS1均未见突变。

术后PD-L1检测:PD-L1(－)。

术后辅助治疗:帕博利珠单抗200 mg＋培美曲塞920 mg＋卡铂650 mg 2周期放疗2次。

术后随访:术后12个月未见复发征象。

点评:此例患者为EGFR罕见突变患者,可以考虑阿法替尼靶向治疗,但经过讨论采用新辅助化疗联合免疫治疗,治疗后,继续予以免疫联合化疗。

# 病　例　10

患者,男性,71岁,主诉:因"反复咳嗽、咳痰1年半余"就诊。

临床诊断:右肺腺癌cT4(下叶转移)N1M0-ⅢA期。

术前基因突变检测:无基因突变。PD-1,PD-L1检测结果:未检测。

初次治疗前CT如图15.73所示。

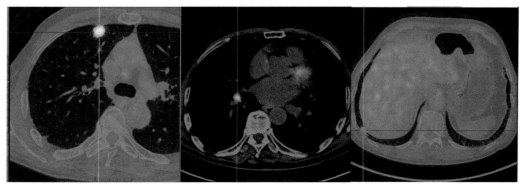

图15.73　初次治疗前CT

新辅助治疗经过:卡瑞利珠单抗200 mg＋培美曲塞0.94 g＋卡铂633 mg 2周期。

不良反应:未见。

治疗后CT如图15.74所示。

治疗后分期:T4N1M0-ⅢA期。

手术方式:VATS右肺上叶切除＋右肺下叶楔形切除＋淋巴结清扫术。

术后病理,是否有MPR/pCR:未出现MPR。

术后最终病理:(右上叶)病灶大小2.5 cm×2.3 cm×2 cm。组织学类型:浸润性腺癌,低分化(Ⅲ级)(腺管型65％,微乳头型20％,贴壁型10％,复杂腺体5％),见肿瘤细胞沿肺泡腔播散(STAS＋)。病理评估:存活肿瘤百分比:20％;坏死百分比:0％;间质百分比(包括纤维化和炎症):80％。胸膜浸润:见癌侵犯脏层胸膜弹力层(PL1)。神经浸润:未见。脉管内癌栓:未见。切缘:未见癌累及。

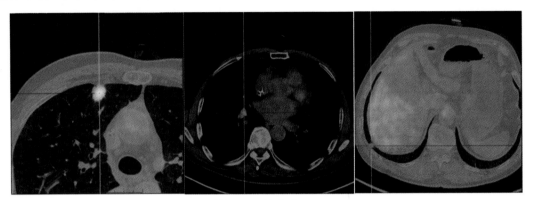

图15.74 治疗后CT

（右下叶部分肺）肿瘤直径0.8 cm。组织学类型:浸润性腺癌,中分化(Ⅱ级)(腺管型100%)。病理评估:存活肿瘤百分比:60%;坏死百分比:0%;间质百分比(包括纤维化和炎症):40%。胸膜浸润:未见。神经浸润:未见。脉管内癌栓:未见。切缘:未见癌累及。右上叶结节分化较差,且肿瘤经治疗后形态可发生一定改变,与右下叶结节为同源性不能除外。淋巴结转移情况:第2组(0/3);第3组(0/2);第4组(0/9);第7组(1/4);第10组(0/1);第11组(0/1);第13组(0/6);第7组淋巴结见癌转移。

术后病理分期:T4N2M0-ⅢB期。

术后基因突变检测:未见突变。

术后PD-L1检测:PD-L1(E1L3N)(-)。

术后辅助治疗:培美曲塞0.99 g+卡铂580 mg辅助化疗2周期。

术后随访:术后8个月多发胸膜转移。

点评:此例患者治疗前考虑存在同侧不同叶转移结节;因此治疗前分期考虑T4N1M0,予以新辅助化疗联合免疫治疗后,予以手术切除,但术后短期复发。

# 病 例 11

患者,男性,69岁,主诉:因"咳嗽2月余"就诊。

临床诊断:左肺鳞癌cT3N0M0-ⅡB期。

术前基因突变检测:无基因突变。PD-1,PD-L1检测结果:PD-L1(E1L3N)(1%+,1-49%)。

初次治疗前CT如图15.75所示。

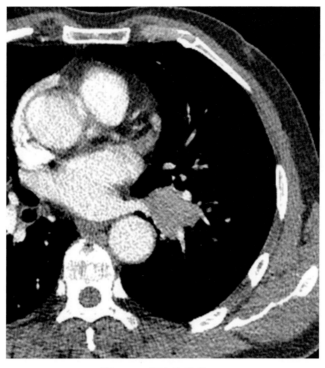

图 **15.75** 初次治疗前 CT

初次治疗前气管镜如图 15.76 所示。

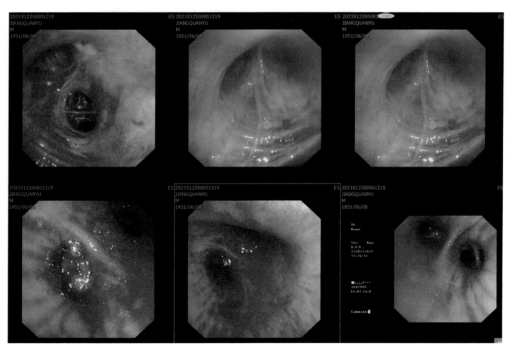

图 **15.76** 初次治疗前气管镜

注:气管镜报告示左下叶见新生物,堵塞管腔。

新辅助治疗经过:卡瑞利珠单抗200 mg＋吉西他滨1.79 g＋卡铂576 mg 2周期。

不良反应:白细胞计数降低Ⅱ级,中性粒细胞计数降低Ⅱ级。

治疗后CT如图15.77所示。

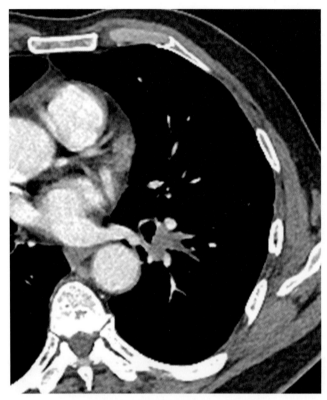

图15.77　治疗后CT

治疗后气管镜如图15.78所示。

治疗后分期:T1N0M0-ⅠA期。

手术方式:开胸左肺下叶袖式切除术＋淋巴结清扫术。

术后病理,是否有MPR/pCR:未达到MPR。

术后最终病理:病灶大小1.6 cm×1 cm×0.3 cm。组织学类型:鳞癌(非角化型)。病理评估:病灶内肿瘤残留约90％;坏死百分比:0％;间质百分比(包括纤维化和炎症):10％。胸膜浸润:未见。神经浸润:未见。脉管内癌栓:未见。左主及左上支气管切缘:未见癌累及。淋巴结转移情况:第4组(0/5);第5组(0/1);第7组(0/1);第9组(0/1);第10组(0/1);第11组(0/6);第13组(0/7)。

术后病理分期:T1bN0M0-ⅠA期。

术后基因突变检测:未检测。

术后PD-L1检测:PD-L1(E1L3N)(－)。

术后辅助治疗:无。

术后随访:术后半年随访未见复发。

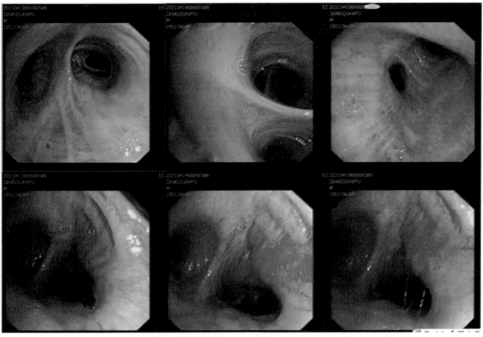

图15.78 治疗后气管镜

注:气管镜报告示左下叶基底段开口处及左上叶下叶间嵴黏膜增厚。

# 病 例 12

患者,男性,73岁,主诉:因"咳嗽伴痰血10天"就诊。

临床诊断:右肺鳞癌cT2N2M0-ⅢA期。

术前基因突变检测:无基因突变。PD-1,PD-L1检测结果:未检测。

初次治疗前CT如图15.79所示。

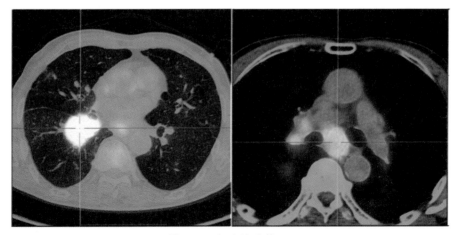

图15.79 初次治疗前CT

新辅助治疗经过:卡铂406 mg＋白蛋白紫杉醇405 mg＋信迪利单抗200 mg 3周期。

不良反应:心律失常(房颤)。

治疗后CT如图15.80所示。

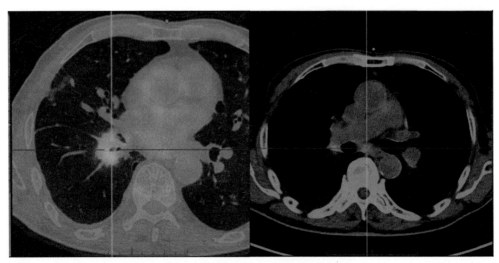

图15.80　治疗后CT

治疗后分期:T1N0M0-ⅠA期。

手术方式:VATS右肺中下叶切除术＋淋巴结清扫术。

术后病理,是否有MPR/pCR:未达到MPR。

术后最终病理:病灶大小2 cm×1.5 cm×1 cm。组织学类型:鳞癌(非角化型)。病理评估:存活肿瘤百分比:20%;坏死百分比:0%;间质百分比(包括纤维化和炎症):80%。胸膜浸润:未见。神经浸润:未见。脉管内癌栓:未见。切缘:未见癌累及。淋巴结转移情况:第2组(0/3);第4组(0/4);第7组(0/3);第8组(0/2);第10组(0/2);第11组(0/3);第13组(0/2);淋巴结未见癌转移。

术后病理分期:T1N0M0-ⅠA期。

术后基因突变检测:未见突变。

术后PD-L1检测:PD-L1(E1L3N)(－)。

术后辅助治疗:无。

术后随访:术后3个月随访未见复发。

点评:此例患者治疗前,为不可手术切除病灶;新辅助治疗后,病灶明显缩小,纵隔淋巴结降期,遂予以手术切除,术后证实淋巴结降期。

# 病 例 13

患者,男性,52岁,主诉:因"确诊肺癌1周"就诊。

临床诊断:右肺鳞癌cT1N2M0-ⅢA期。

术前基因突变检测:未检测。PD-1,PD-L1检测结果:PD-L1(22C3)(40%+,1-49%),PD-L1(E1L3N)(5%+,1-49%)。

初次治疗前CT如图15.81所示。

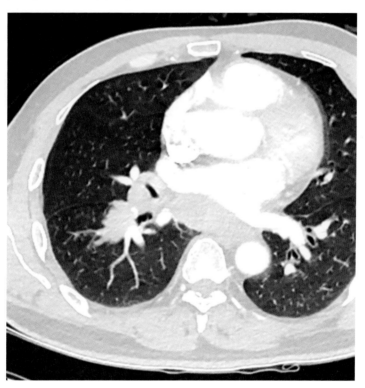

图15.81 初次治疗前CT

新辅助治疗经过:白蛋白紫杉醇400 mg+卡铂750 mg+卡瑞利珠单抗200 mg 2周期。

不良反应:未见。

治疗后CT如图15.82所示。

治疗后分期:T1N2M0-ⅢA期。

手术方式:VATS右肺中下叶切除术+淋巴结清扫术。

术后病理,是否有MPR/pCR:未达到MPR。

术后最终病理:(右中下叶)瘤床见内鳞癌残留,病灶大小2 cm×2 cm×1.6 cm。病理评估:存活肿瘤百分比:25%;坏死百分比:25%;间质百分比(包括纤维化和炎症):50%。胸膜浸润:未见。神经浸润:未见。脉管内癌栓:未见。切缘:未见癌累及。淋巴结转移情况:第2

组(0/3);第4组(0/6);第7组(1/2);第10组(0/1);第11组(0/1);第13组(0/3);第7组淋巴结见癌残留,并见治疗反应。

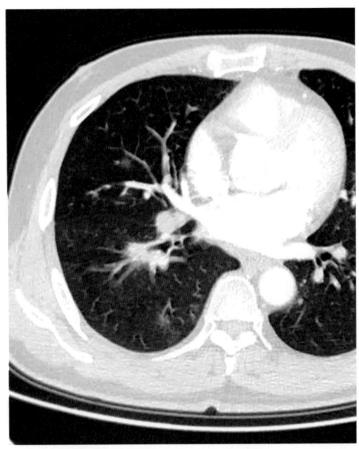

图15.82　治疗后CT

术后病理分期:T1N2M0-ⅢA期。

术后基因突变检测:未见基因突变。

术后PD-L1检测:PD-L1(E1L3N)(40%＋,1-49%)。

术后辅助治疗:白蛋白紫杉醇400 mg＋卡铂750 mg＋卡瑞利珠单抗200 mg辅助治疗2周期后,予以胸部辅助放疗,后卡瑞利珠单抗200 mg维持治疗中。

术后随访:术后13个月随访未见复发。

点评:此例患者治疗前为不可切除病灶;新辅助治疗后,病灶明显缩小,予以微创手术切除。

# 病　例　14

患者,男性,65岁,主诉:因"咳嗽、咳痰1月"就诊。

临床诊断:左肺鳞癌cT4N0M0-ⅢA期。

术前基因突变检测:未检测。PD-1,PD-L1检测结果:阴性。

初次治疗前CT如图15.83所示。

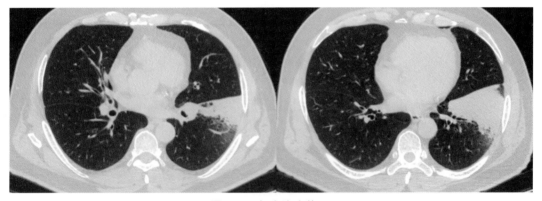

图15.83　初次治疗前CT

新辅助治疗经过:吉西他滨2.0 g＋卡铂706 mg＋信迪利单抗200 mg 2周期。

不良反应:瘙痒Ⅰ级,皮疹Ⅰ级(腹部、双大腿)。

治疗后CT如图15.84所示。

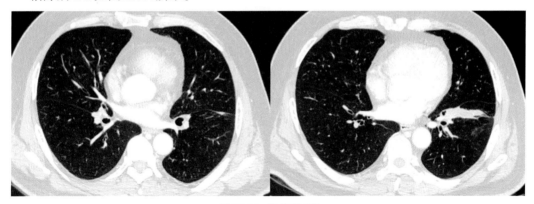

图15.84　治疗后CT

治疗后分期:T1N0M0-ⅠA期。

手术方式:VATS左肺下叶切除术＋淋巴结清扫术。

术后病理,是否有MPR/pCR:未达到MPR。

术后最终病理:(左下叶)鳞癌(角化型),病灶大小2 cm×1.2 cm×1 cm。病理评估:瘤床内见肿瘤成分占90%。胸膜浸润:未见。神经浸润:未见。脉管内癌栓:未见。切缘:未见癌。淋巴结转移情况:第5组(0/1);第6组(0/1);第7组(0/3);第9组(0/1);第10组(0/3);

第11组(0/2);第13组(0/4)。

术后病理分期:T1N0M0-ⅠA期。

术后基因突变检测:未见突变。

术后PD-L1检测:PD-L1(E1L3N)(一)。

术后辅助治疗:吉西他滨2.0 g+卡铂769 mg辅助化疗2周期。

术后随访:术后12个月未见复发转移。

# 病　例　15

患者,女性,56岁,主诉:因"咳嗽、痰血半年,加重1月"就诊。

临床诊断:右肺鳞癌cT4N1M0-ⅢA期。

术前基因突变检测:未检测。PD-1,PD-L1检测结果:PD-L1(E1L3N)(60%+,>50%)。

初次治疗前CT如图15.85所示。

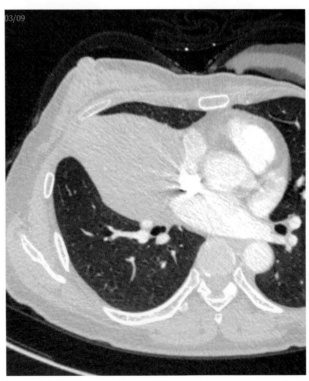

图15.85　初次治疗前CT

治疗前气管镜如图15.86所示。

新辅助治疗经过:吉西他滨1.71 g+顺铂42 mg d1-d3+帕博利珠单抗200 mg 2周期。

不良反应:未见。

治疗后CT如图15.87所示。

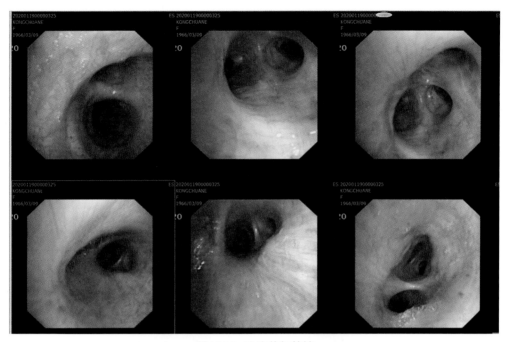

图15.86 治疗前气管镜

注:气管镜报告示右中叶见新生物堵塞管腔。

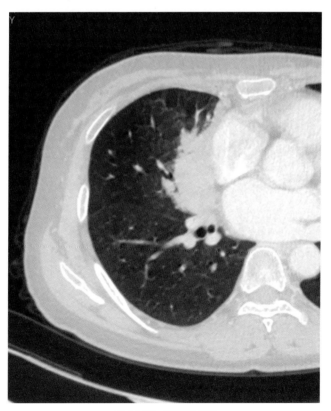

图15.87 治疗后CT

治疗后气管镜如图15.88所示。

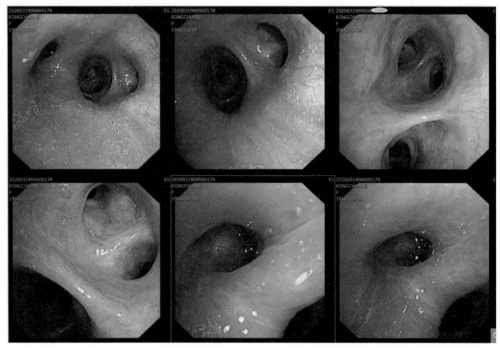

图15.88　治疗后气管镜

注:气管镜报告示右中间支气管间嵴肿胀,右中叶内见一圆形隆起、表面光滑、堵塞大部分管腔。

治疗后分期:T2N1M0-ⅡB期。

手术方式:开放右肺中下叶切除术＋淋巴结清扫术。

术后病理,是否有MPR/pCR:未达到MPR。

术后最终病理:(右中下叶)非小细胞癌伴坏死,病灶大小5 cm×4 cm×3 cm。结合免疫组化结果考虑为淋巴上皮瘤样癌。病理评估:肿瘤残留40％。胸膜浸润:未见。神经浸润:未见。脉管内癌栓:未见。切缘:未见癌。淋巴结转移情况:第2组(0/1);第4组(0/3);第7组(0/4);第10组(0/1);第11组(0/2)。

术后病理分期:T1N0M0-ⅠA期。

术后基因突变检测:未见基因突变。

术后PD-L1检测:PD-L1(E1L3N)(5％＋,1-49％)。

术后辅助治疗:吉西他滨＋顺铂辅助化疗2周期。

术后随访:随访半年未见复发。

# 第十六章  新辅助靶向治疗病例

对于驱动基因(EGFR/ALK/ROS1)阳性的NSCLC患者,既往大量研究显示免疫治疗疗效不佳,因此,对于这部分局部晚期肺癌患者,靶向新辅助治疗是目前选择更多的方案。相对于传统化疗,靶向新辅助治疗副作用更小,影像学缓解率更高,同时由于可在院外口服,亦极大地提高了患者的依从性。但目前在各项靶向新辅助临床研究中,亦存在术前治疗时间、术后辅助治疗方案不一致的问题,在本中心的以下病例中亦有所显示。

# 病　例　1

患者,男性,67岁,主诉:因"咳嗽、咳血2周"就诊。
临床诊断:右上肺腺癌cT2N2M0-ⅢA期。
术前基因突变检测:EGFR L858R突变。PD-1,PD-L1检测结果:未检测。
初次治疗前CT如图16.1所示。

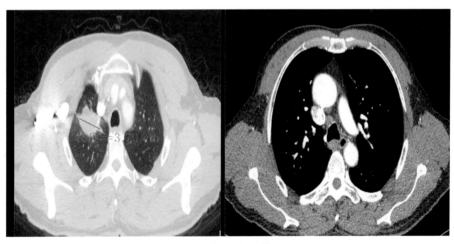

图16.1　初次治疗前CT

新辅助治疗经过:口服易瑞沙250 mg 3个月。
不良反应:未见。
治疗后分期:cT1N0M0-ⅠA期。
治疗后CT如图16.2所示。
手术方式:VATS右肺上叶切除+系统性淋巴结清扫术。

术后最终病理:(右上叶)浸润性腺癌(腺管型为主),病灶大小2 cm×1.5 cm。切缘:未见癌累及。第2、4、7、10、11、13组淋巴结未见癌累及。

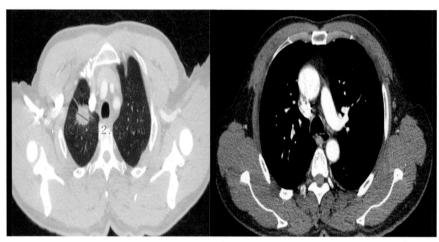

图16.2　治疗后CT

术后病理分期:T1N0M0-ⅠA期。

术后PD-L1检测:未检测。

术后辅助治疗:易瑞沙250 mg治疗2年。

术后随访:术后24个月未见复发征象。

# 病　例　2

患者,男性,64岁,主诉:因"体检发现右肺阴影1月"就诊。

临床诊断:右肺腺癌cT1N2M0-ⅢA期。

术前基因突变检测:EGFR 19 del。PD-1,PD-L1检测结果:未检测。

初次治疗前CT如图16.3所示。

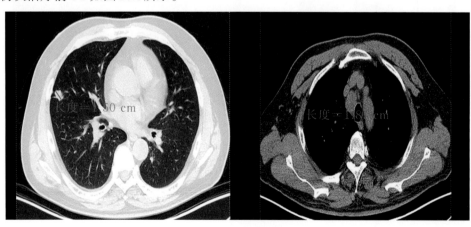

图16.3　初次治疗前CT

新辅助治疗经过：口服易瑞沙250 mg 3个月。

不良反应：肝功能不全。

治疗后分期：T1N2M0-ⅢA期。

治疗后CT如图16.4所示。

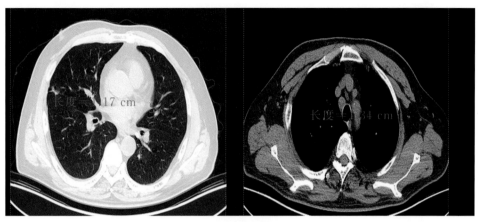

图16.4 治疗后CT

手术方式：VATS右肺中叶切除＋系统性淋巴结清扫术。

术后最终病理：(右中叶结节)浸润性腺癌(贴壁型为主)，病灶大小1 cm×0.8 cm×0.8 cm(AB1)，伴周围纤维组织增生，可符合治疗后改变。胸膜浸润：未见。神经浸润：未见。脉管内癌栓：未见。切缘：未见癌。第4组淋巴结见癌转移。

术后病理分期：T1N2M0-ⅢA期。

术后PD-L1检测：未检测。

术后辅助治疗：继续易瑞沙250 mg辅助治疗。

术后随访：术后36个月未见复发征象。

# 病 例 3

患者，男性，62岁，主诉：因"咳嗽、咳痰5月"就诊。

临床诊断：左上肺腺癌cT3N0M0-ⅡB期。

术前基因突变检测：EGFR 19 del。PD-1,PD-L1检测结果：未检测。

初次治疗前CT如图16.5所示。

新辅助治疗经过：口服凯美纳125 mg tid(每日3次)6个月。

不良反应：未见。

治疗后分期：cT1N0M0-ⅠA期。

治疗后CT如图16.6所示。

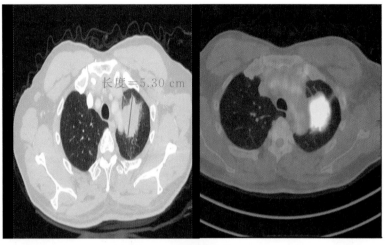

图 16.5　初次治疗前 CT

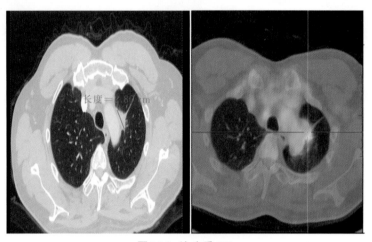

图 16.6　治疗后 CT

手术方式:VATS左肺上叶切除术＋系统性淋巴结清扫术。

术后病理,是否有MPR/pCR:未评估。

术后最终病理:(左上叶)见少量腺癌组织,病灶大小1.5 cm×0.8 cm,肺内纤维组织增生伴少量炎细胞浸润、较多黑色粉尘沉积及泡沫细胞聚集,结合患者病史,符合治疗后改变。切缘:未见癌累及。第5、6、7、10、13组淋巴结未见转移。

术后病理分期:T1N0M0-ⅠA期。

术后PD-L1检测:未检测。

术后辅助治疗:口服凯美纳125 mg tid。

术后随访:术后36个月未见复发征象。

# 病　例　4

患者,女性,70岁,主诉:因"胸闷气促1月"就诊。

临床诊断:右下肺腺癌cT2N2M0-ⅢA期。

术前基因突变检测:EGFR 19 del。PD-1,PD-L1检测结果:未检测。

初次治疗前CT如图16.7所示。

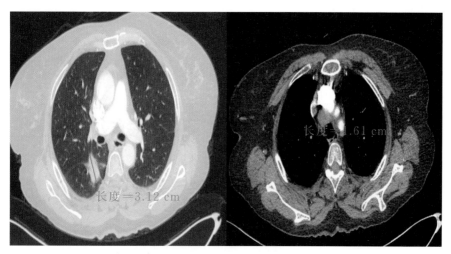

**图16.7　初次治疗前CT**

新辅助治疗经过:口服凯美纳125 mg tid 6个月。

不良反应:未见。

治疗后分期:cT1N2M0-ⅢA期。

治疗后CT如图16.8所示。

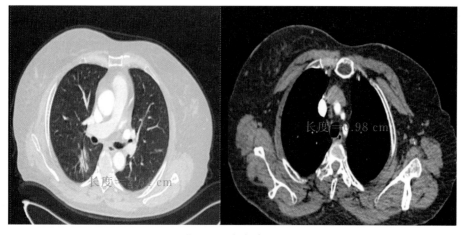

**图16.8　治疗后CT**

手术方式:VATS右肺下叶切除＋系统性淋巴结清扫术。

术后病理,是否有MPR/pCR:病理完全缓解。

术后最终病理:(右下叶)病灶中央见纤维组织增生,未见癌残留。切缘:未见癌累及。淋巴结未见癌转移。

术后病理分期:T0N0M0-0期。

术后PD-L1检测:未检测。

术后辅助治疗:无。

术后随访:术后24个月未见复发征象。

# 病 例 5

患者,男性,61岁,主诉:因"咯血1月"就诊。

临床诊断:右肺腺癌cT4N2M0-ⅢB期。

术前基因突变检测:EGFR 19 del。PD-1,PD-L1检测结果:未检测。

初次治疗前CT如图16.9所示。

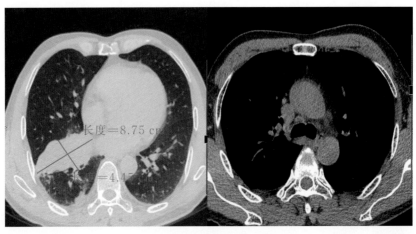

图16.9　初次治疗前CT

新辅助治疗经过:口服易瑞沙250 mg qd(每日1次)4个月＋胸部放疗60 Gy/30 Fx 6次。

不良反应:未见。

治疗后分期:cT4N2M0-ⅢB期。

治疗后CT如图16.10所示。

手术方式:开放右肺中下叶切除＋系统性淋巴结清扫术。

术后病理,是否有MPR/pCR:未评估。

术后最终病理:病灶直径3.5 cm,见大量黏液及部分残存的腺癌细胞,结合病史符合治疗后反应。第7组淋巴结转移。

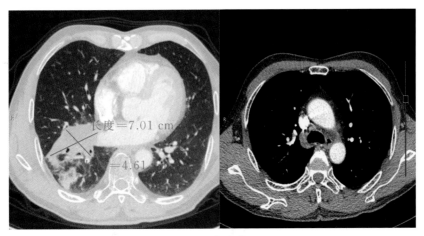

图 16.10　治疗后 CT

术后病理分期:T2N2M0-ⅢA 期。

术后 PD-L1 检测:未检测。

术后辅助治疗:吉西他滨 2.2 g d1,d8＋卡铂 576 mg d1 辅助化疗 4 周期后口服特罗凯 150 mg qd。

术后随访:术后 12 个月骨转移、肝转移、肾上腺转移。

# 病　例　6

患者,女性,54 岁,主诉:因"体检发现左肺上叶占位 20 天"就诊。

临床诊断:左上肺腺癌 cT3(同叶转移)N2M0-ⅢB 期。

术前基因突变检测:EGFR L858R 突变。PD-1,PD-L1 检测结果:未检测。

初次治疗前 CT 如图 16.11 所示。

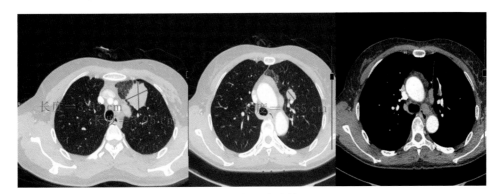

图 16.11　初次治疗前 CT

新辅助治疗经过:口服易瑞沙 250 mg qd 4 个月。

不良反应:未见。

治疗后分期:cT2N2M0-ⅢB期。

治疗后CT如图16.12所示。

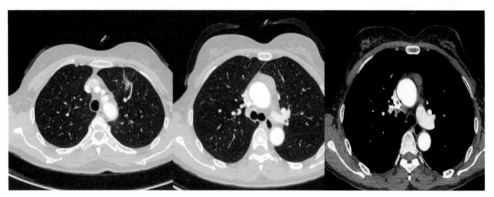

图16.12 治疗后CT

手术方式:VATS左肺上叶切除术＋系统性淋巴结清扫术。

术后病理,是否有MPR/pCR:未评估。

术后最终病理:(左上叶)浸润性腺癌(腺管型),直径1.5 cm,肿瘤内见坏死,可符合治疗后反应。肿瘤表面胸膜:癌紧邻胸膜,第5、6组淋巴结转移。

术后病理分期:T1N2M0-ⅢA期。

术后PD-L1检测:未检测。

术后辅助治疗:培美曲塞0.76 g d1＋顺铂38 mg d1-d3,化疗2周期后因恶心、呕吐反应重,调整方案为:培美曲塞0.76 g d1＋卡铂450 mg d1化疗2周期。

术后随访:术后23个月复查胸部CT发现双肺多发转移结节,予以伊瑞可靶向药物;1个月后复查双肺结节较前明显吸收,后予继续靶向治疗,门诊定期复查病情控制可;术后47个月门诊复查胸部CT提示左肺门肿块增大,两肺病灶增多,纵隔部分淋巴结肿大。气管镜检取病理报告:EXON-21L858R点突变,EXON-20T790M点突变。予以伏美替尼80 mg bid(每日2次)＋安罗替尼12 mg qd口服至今。

# 病 例 7

患者,男性,66岁,主诉:因"发现右肺阴影1月"就诊。

临床诊断:右上肺腺癌cT3N2M0-ⅢB期。

术前基因突变检测:EGFR 19 del突变。PD-1,PD-L1检测结果:未检测。

初次治疗前CT如图16.13所示。

新辅助治疗经过:口服阿法替尼40 mg qd 1个月。

治疗后分期:cT3N2M0-ⅢB期。

治疗后CT如图16.14所示。

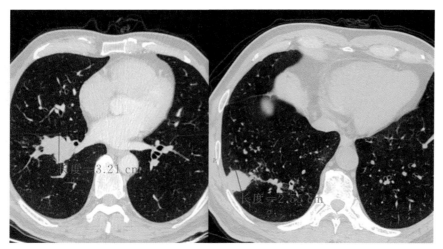

图16.13 初次治疗前CT

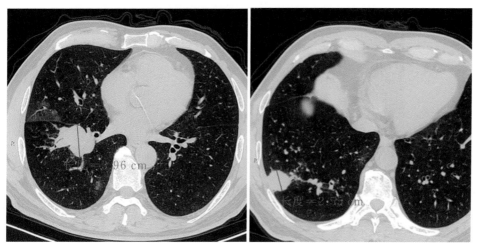

图16.14 治疗后CT

手术方式:VATS右肺中下叶切除术＋系统性淋巴结清扫术。

术后病理,是否有MPR/pCR:未达到MPR。

术后最终病理:右中下叶① 病灶大小5 cm×4 cm×3 cm(支气管内)和② 4 cm×3.5 cm×3 cm(胸膜下,周围型)。组织学类型:(右中下叶支气管内结节① )浸润性腺癌,低分化(Ⅲ级)(实性型95％,腺管型5％),免疫组化结果提示为SMARCA4缺失的癌。(右中下叶胸膜下结节② )考虑为肺内转移灶。病理诊断:非小细胞癌,倾向腺癌。病理评估:存活肿瘤百分比:① 90％;② 90％。坏死百分比:① 5％;② 5％。间质百分比(包括纤维化和炎症):① 5％;② 5％。淋巴结转移情况:第2组(1/1);第4组(1/1);第7组(1/1);第9组(0/1);第11组(0/1);第13组(0/7);第10组纤维组织,未见癌累及。

术后病理分期:T3N2M0-ⅢB期。

术后基因突变检测:未见EGFR突变,TP53基因7号外显子突变p.(G245V),突变丰度58.7％;RET基因5号外显子点突变p.(V292M),突变丰度83.57％。

术后PD-L1检测:PD-L1(E1L3N)(20％＋,1-49％)。

术后辅助治疗:培美曲塞0.9 g＋卡铂500 mg辅助化疗5周期,并同步于外院行艾瑞卡免疫治疗5次,术后20周行胸放疗5次,放疗后并发放射性肺炎。

术后随访:术后12个月未见复发征象。

# 病 例 8

患者,男性,63岁,主诉:因"干咳半年"就诊。

临床诊断:左下肺腺癌cT4(侵犯主动脉可能)N2M0-ⅢB期。

术前基因突变检测:EGFR L858R突变。PD-1,PD-L1检测结果:未检测。

初次治疗前CT如图16.15所示。

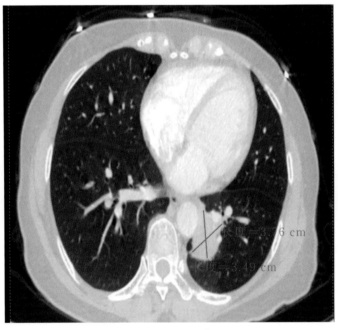

**图16.15 初次治疗前CT**

新辅助治疗经过:口服吉非替尼250 mg qd 2个月。

不良反应:未见。

治疗后分期:cT1N2M0-ⅢA期。

治疗后CT如图16.16所示。

手术方式:VATS左肺下叶切除术＋系统性淋巴结清扫术(术中见肿瘤与主动脉之间纤维粘连,尚可分离)。

术后病理,是否有MPR/pCR:未评估。

术后最终病理:(左下叶)浸润性腺癌(腺管型伴贴壁型),病灶大小2.5 cm×2.0 cm。另见小灶肉芽肿,未见坏死,倾向非特异性肉芽肿。肿瘤表面胸膜:癌紧邻胸膜。第5、6、13组淋巴结见癌转移。

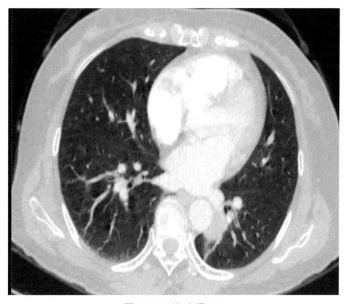

图16.16　治疗后CT

术后病理分期：T1N2M0-ⅢA期。

术后PD-L1检测：未检测。

术后辅助治疗：继续口服吉非替尼qd。

术后随访：术后17个月脑转移，继续维持靶向治疗。

# 病　例　9

患者，女性，54岁，主诉：因"确诊右肺癌2周"就诊。

临床诊断：右肺腺癌cT4N2M0-ⅢB期。

术前基因突变检测：EGFR L858R突变。PD-1，PD-L1检测结果：未检测。

初次治疗前CT如图16.17所示。

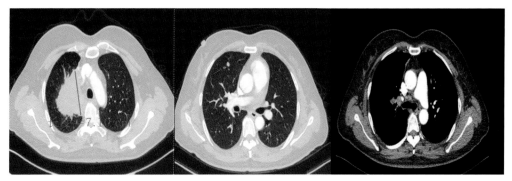

图16.17　初次治疗前CT

新辅助治疗经过：口服易瑞沙 250 mg qd 2 个月。

不良反应：未见。

治疗后分期：cT2N2M0-ⅢB 期。

治疗后 CT 如图 16.18 所示。

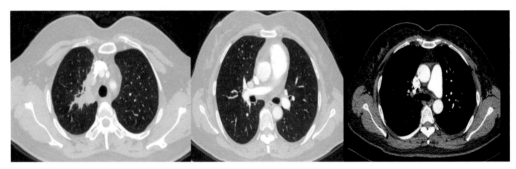

图 16.18　治疗后 CT

手术方式：VATS 中转开胸右肺上叶袖式切除术＋中叶楔形切除（局部与腔静脉粘连紧密，中转处理）。

术后病理，是否有 MPR/pCR：未达到 MPR。

术后最终病理：右中叶部分肺结节见少量恶性细胞，符合治疗后反应。右上叶肺结节浸润性腺癌（腺管型 85％，乳头型 5％，微乳头型 5％，实性型 5％），病灶内肿瘤细胞残留约 20％，大小 3.0 cm×2.5 cm，第 4、11 组淋巴结转移。

术后病理分期：T4N2M0-ⅢB 期。

术后 PD-L1 检测：PD-L1（E1L3N）（－）。

术后辅助治疗：口服易瑞沙 250 mg qd。

术后随访：术后 24 个月未见复发征象。

点评：此例患者治疗前为不可切除病例；新辅助靶向治疗后，转化为可切除病灶，遂予以手术切除。

# 病　例　10

患者，男性，65 岁，主诉：因"咳嗽间断咯血 2 月余"就诊。

临床诊断：左上肺腺癌 cT4N2M0-ⅢB 期。

术前基因突变检测：EGFR L858R 突变。PD-1，PD-L1 检测结果：未检测。

初次治疗前 CT 如图 16.19 所示。

新辅助治疗经过：口服吉非替尼 250 mg qd 2 个月。

不良反应：未见。

治疗后分期：cT2N2M0-ⅢA 期。

治疗后 CT 如图 16.20 所示。

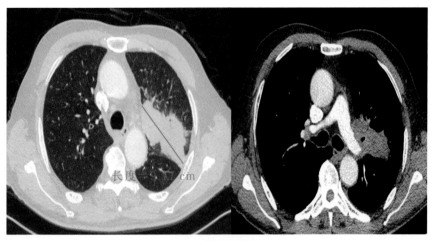

图 16.19　初次治疗前 CT

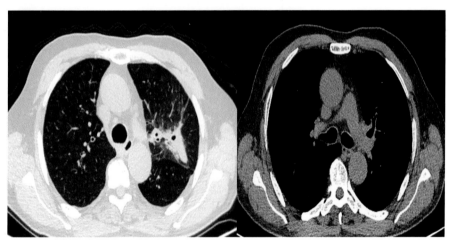

图 16.20　治疗后 CT

手术方式:VATS左肺上叶切除＋肺动脉侧壁成形＋系统性淋巴结清扫术。

术后病理,是否有 MPR/pCR:未达到 MPR。

术后最终病理:(左上叶)分化差的非小细胞癌,病灶大小3.8 cm×3.5 cm×2.7 cm,倾向浸润性腺癌(实性型60%,腺管型40%)。脉管内癌栓,新辅助治疗后肿瘤细胞残留约85%。淋巴结未见转移。

术后病理分期:T2N0M0-ⅠB期。

术后 PD-L1 检测:PD-L1(E1L3N)(5%＋,1-49%)。

术后辅助治疗:继续口服吉非替尼 250 mg qd。

术后随访:术后12个月未见复发征象。

# 病 例 11

患者,男性,42岁,主诉:因"咳嗽、胸痛1月"就诊。

临床诊断:左上肺腺癌cT1N2M0-ⅢA期。

术前基因突变检测:ALK融合。PD-1,PD-L1检测结果:未检测。

初次治疗前CT如图16.21所示。

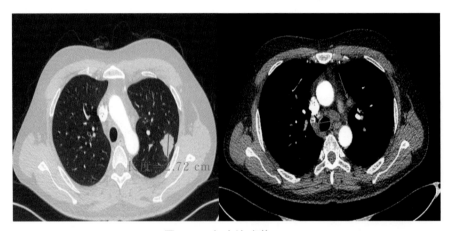

图16.21 初次治疗前CT

新辅助治疗经过:口服阿来替尼600 mg bid(每日2次)4个月。

不良反应:未见。

治疗后分期:cT1N2M0-ⅢA期。

治疗后CT如图16.22所示。

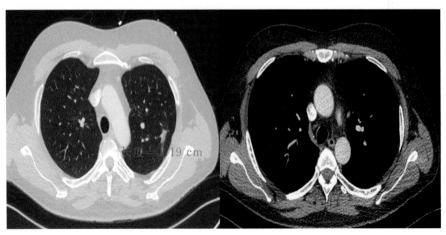

图16.22 治疗后CT

手术方式:VATS左上叶切除术+系统性淋巴结清扫术。

术后病理,是否有MPR/pCR:达到MPR。

术后最终病理:(左上叶结节)成片增生纤维胶原组织内见少量异型腺体,淋巴结均未见转移。

术后病理分期:T1N0M0-ⅠA期。

术后基因突变检测:EML4:EXON13-ALK:EXON20基因融合型,拷贝数为582;TP53基因5号外显子点突变p.(R175H),突变丰度17.94%。

术后PD-L1检测:未检测。

术后辅助治疗:培美曲塞0.99 g+卡铂600 mg辅助化疗4周期。

术后随访:术后22个月脑转移,予以放疗,效果SD。术后24个月右侧坐骨转移。

点评:此例患者治疗前,属于N2淋巴结转移,治疗病灶明显缩小,纵隔淋巴结也明显缩小,予以手术切除。TP53的共突变,影响了此例患者的远期预后。

# 病 例 12

患者,女性,57岁,主诉:因"确诊左肺癌4月"就诊。

临床诊断:左肺下叶肺腺癌cT2N2M0-ⅢA期。

术前基因突变检测:EGFR 19 del突变。PD-1,PD-L1检测结果:未检测。

初次治疗前CT如图16.23所示。

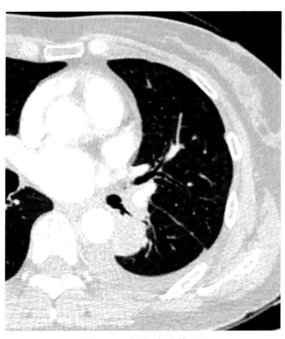

图16.23 初次治疗前CT

新辅助治疗经过:口服易瑞沙250 mg qd 2个月。

不良反应:未见。

治疗后分期:cT1N2M0-ⅢA期。

治疗后CT如图16.24所示。

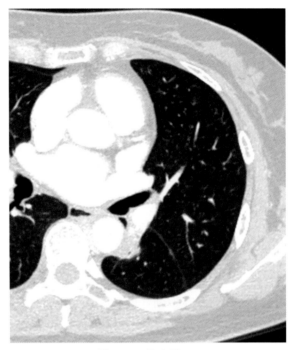

图16.24 治疗后CT

手术方式:VATS左肺下叶切除术+系统性淋巴结清扫术。

术后病理,是否有MPR/pCR:未达到MPR。

术后最终病理:病灶大小2.5 cm×1.6 cm×1 cm。组织学类型:(左下叶)浸润性腺癌,低分化(Ⅲ级)(复杂腺体55%,腺管型45%),伴间质纤维组织增生及淋巴细胞、中性粒细胞浸润,结合病史符合新辅助治疗后反应。病理评估:存活肿瘤百分比:60%;坏死百分比:0%;间质百分比(包括纤维化和炎症):40%。胸膜浸润:见癌侵犯脏层胸膜弹力层(PL1)。淋巴结转移情况:第5组(1/2);第6组(0/1);第7组(0/1);第9组(0/1);第10组(1/2);第11组(0/1);第13组(2/3)。

术后病理分期:T2N2M0-ⅢA期。

术后PD-L1检测:PD-L1(E1L3N)(15%+,1-49%)。

术后辅助治疗:继续口服易瑞沙250 mg qd。

术后随访:术后12个月未见复发征象。

196

# 病 例 13

患者,女性,69岁,主诉:因"发现右肺阴影1年"就诊。

临床诊断:右上肺腺癌 cT3N2M0-ⅢB期。

术前基因突变检测:EGFR L858R突变。PD-1,PD-L1检测结果:未检测。

初次治疗前CT如图16.25所示。

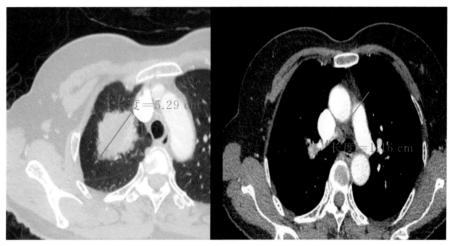

图16.25 初次治疗前CT

新辅助治疗经过:口服易瑞沙250 mg qd 2个月。

不良反应:未见。

治疗后分期:T2N2M0-ⅢA期。

治疗后CT如图16.26所示。

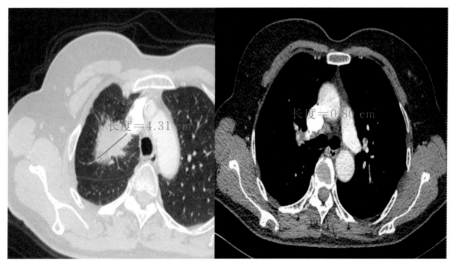

图16.26 治疗后CT

手术方式:VATS右肺上叶切除术＋右肺中叶楔形切除术(肿瘤侵犯中叶)＋系统性淋巴结清扫术。

术后病理,是否有MPR/pCR:未达到MPR。

术后最终病理:(右上叶＋右中叶部分肺),浸润性腺癌(腺管型65％,微乳头型20％,贴壁型15％),病灶大小7 cm×4 cm×3.2 cm。新辅助治疗后肿瘤残留约90％,第4组淋巴结转移。

术后病理分期:T3N2N0-ⅢB期。

术后PD-L1检测:PD-L1(E1L3N)(－)。

术后辅助治疗:口服易瑞沙250 mg qd。

术后随访:术后30个月未见复发征象。

# 病　例　14

患者,女性,39岁,主诉:因"咳嗽、咳痰1月"就诊。

临床诊断:右下肺腺癌cT1N2M0-ⅢA期。

术前基因突变检测:ALK融合。PD-1,PD-L1检测结果:未检测。

初次治疗前CT如图16.27所示。

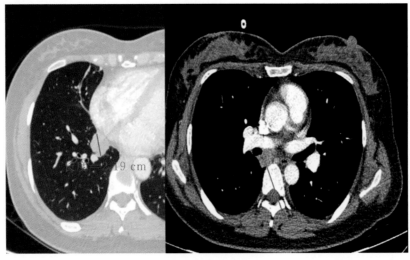

图16.27　初次治疗前CT

新辅助治疗经过:口服克唑替尼250 mg qd 2个月。

不良反应:未见。

治疗后分期:cT1N2M0-ⅢA期。

治疗后CT如图16.28所示。

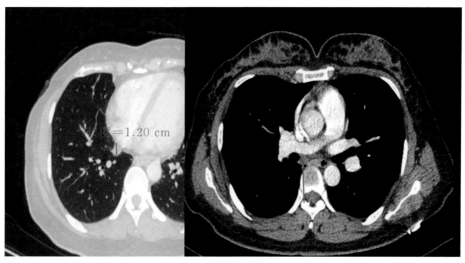

图16.28　治疗后CT

手术方式：VATS右肺下叶切除术＋系统性淋巴结清扫术。

术后病理，是否有MPR/pCR：未达到MPR。

术后最终病理：（右下叶）病灶大小1.5 cm×1.5 cm×1 cm，见腺癌组织残留（约20％），第7组淋巴结见癌转移。

术后病理分期：T1N2M0-ⅢA期。

术后PD-L1检测：PD-L1（E1L3N）（－）。

术后辅助治疗：口服克唑替尼250 mg qd。

术后随访：术后36个月未见复发征象。

点评：此例患者治疗前第7组纵隔淋巴结明显肿大，考虑N2疾病，遂予以靶向治疗；靶向治疗后，予以微创手术切除（持续性N2）。

# 病　例　15

患者，女性，65岁，主诉：因"咳嗽、咳痰1月"就诊。

临床诊断：右下肺腺癌cT2N2M0-ⅢA期。

术前基因突变检测：EGFR 19 del突变。PD-1，PD-L1检测结果：未检测。

初次治疗前CT如图16.29所示。

新辅助治疗经过：口服吉非替尼250 mg qd 2个月。

不良反应：未见。

治疗后分期：cT2N2M0-ⅢA期。

治疗后CT如图16.30所示。

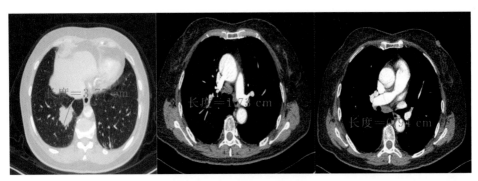

图 16.29　初次治疗前 CT

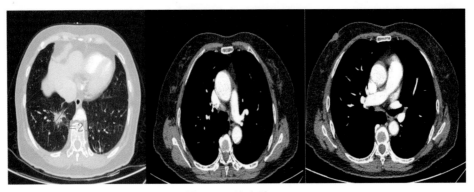

图 16.30　治疗后 CT

手术方式:单孔 VATS 右肺下叶切除术＋系统性淋巴结清扫术。

术后病理,是否有 MPR/pCR:未评估。

术后最终病理:(右下叶)浸润性腺癌(腺管型 75％,贴壁型 15％,乳头型 10％),病灶大小 2.7 cm×2 cm×2 cm,见癌浸润脏层胸膜弹力层(PL1),见神经浸润及脉管内癌栓,第 4、7、10、11 组淋巴结见癌转移。

术后病理分期:T2N2M0-ⅢA 期。

术后 PD-L1 检测:PD-L1(E1L3N)(－)。

术后辅助治疗:口服吉非替尼 250 mg qd。

术后随访:术后 24 个月未见复发征象。

点评:此例患者治疗前为 N2 疾病,纵隔淋巴结肿大明显;靶向治疗后,纵隔淋巴结明显缩小,予以手术切除。